『十三五』國家重點圖書出版規劃項目

國家圖書館藏中醫稿抄本精粹

GUOJIA TUSHUGUAN CANG ZHONGYI GAO-CHAOBEN JINGCUI

張志斌　鄭金生　主編

11

廣西師範大學出版社
GUANGXI NORMAL UNIVERSITY PRESS
·桂林·

第十一册目録

〔一〕「繭」，弘治本作「茧」，與《證類本草》同。

御製本草品彙精要（五）

草之草

玄參 無毒

植生

邢州玄參

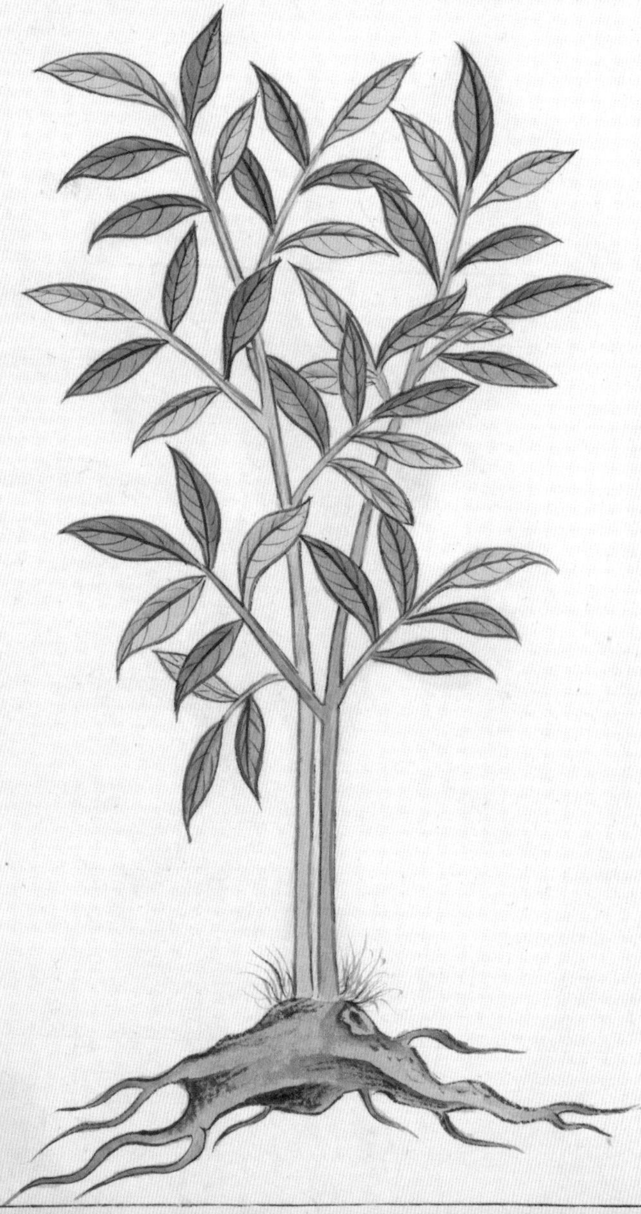

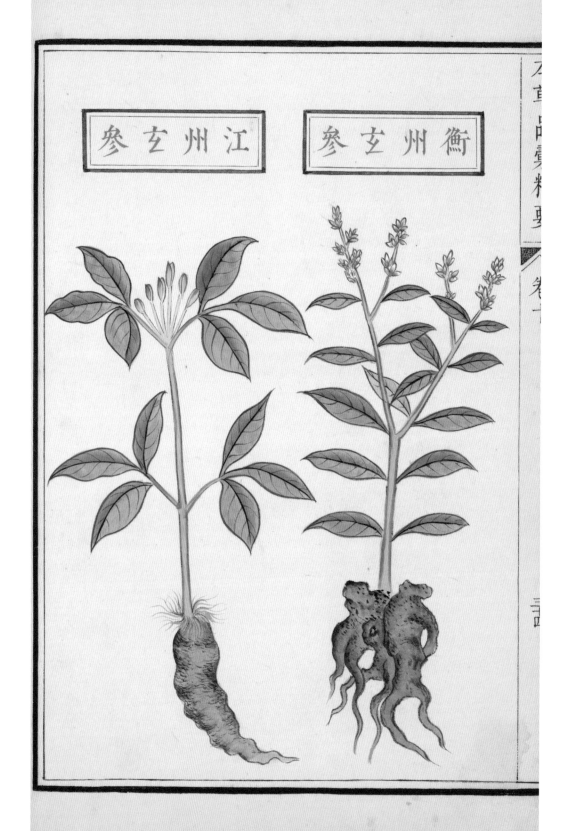

衡州玄參

江州玄參

玄參 出神農本經 主腹中寒熱積聚女子產乳餘疾補腎氣令人目明 以上朱字神農本經 主暴中風傷寒身熱支滿狂邪忽忽不知人溫瘧洒洒血瘕下寒血除胸中氣下水止煩渴散頸下核癰腫心腹痛堅癥定五臟久服補虛明目強陰益精 以上黑字名醫所錄

名 重臺 玄臺 鹿腸 正馬 咸端 逐馬

苗 圖經曰二月生苗葉似脂麻又如槐柳細莖青紫色七月開花青碧色八

月結子黑色亦有白花莖方大紫赤色細毛有節若竹者高五六尺葉如掌大而尖長如鋸齒其根生青白乾即紫黑新者潤膩一根可生五七枚合香亦用之

地 圖經曰生河間川谷及兗句今處處有之 道地 江州衡州邢州

時 生 二月生苗 採 三月四月八月九月取根

收 暴乾

用 根黑潤者爲好

質 形如續斷而黑

色 紫黑

味 苦鹹

性 微寒泄

氣 氣薄味厚陰也

臭 香

主 清咽喉之腫瀉無根之火

行 足少陰經

反 藜蘆惡黃耆乾薑大棗山茱萸

製〔雷公云〕凡採得湏用蒲草重重相隔入甑蒸兩伏時後出曬乾用

治〔療藥性論云〕除暴結熱熱風喉痛傷寒勞復并散瘤瘻瘰癧〔日華子云〕止健忘消腫毒及遊風頭風熱毒心驚煩躁劣乏骨蒸傳尸邪氣

〔補日華子云〕補虛羸勞損

合升麻葛根芍藥甘草療傷寒陽毒發斑合酒飲療諸毒鼠瘻

禁勿犯銅器餌之噎人喉喪人目

草之草

秦艽 無毒　植生

石州秦艽

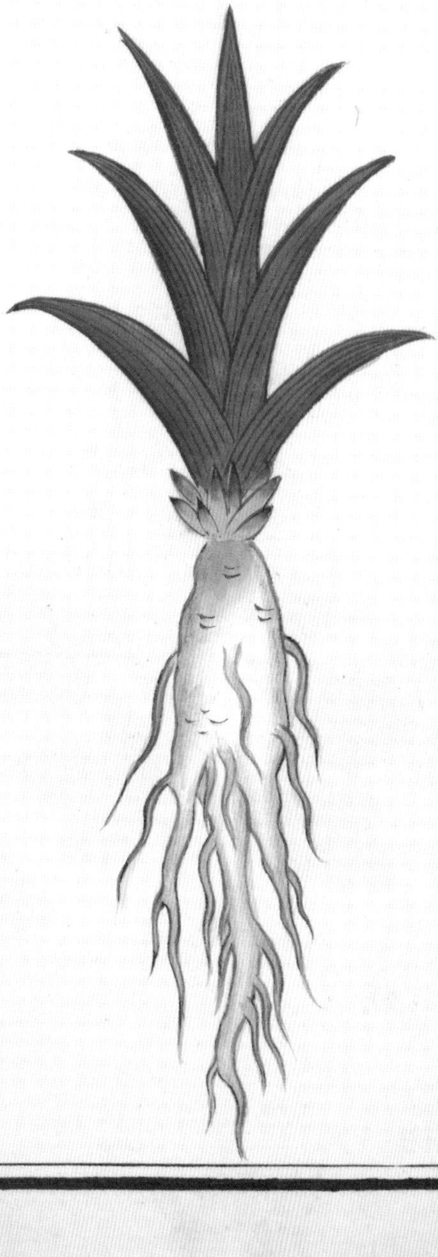

寧化軍秦艽

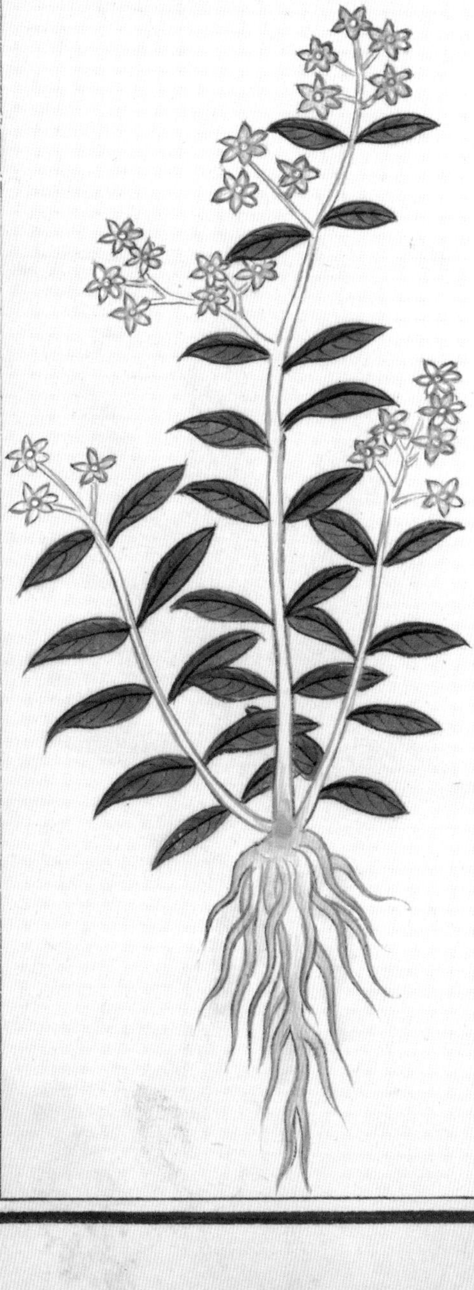

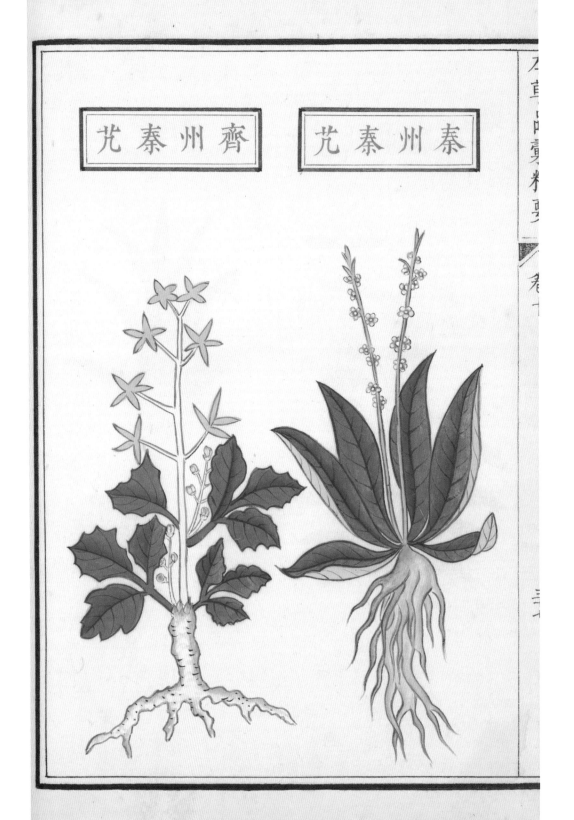

秦州秦艽

齊州秦艽

秦艽出神農本經主寒熱邪氣寒濕風痺肢節
痛下水利小便以上朱字神農本經療風無問久新
通身攣急以上黑字名醫所錄

名 秦瓜

苗 圖經曰枝幹高五六寸葉婆娑連莖
梗俱青色如萵苣葉六月中開紫色
花似葛花當月結子根土黃色而相
交糾長一尺許麤細不等陶隱居云
根皆作羅紋相交
黃白色中多銜土

地 圖經曰生飛鳥山谷及石州寧化軍
秦州齊州今河陝州軍多有之陶隱

居云 今出甘松龍洞蠶陵 道地 涇州鄜州岐州者良

時 生 春生苗 採 二月八月取根

收 暴乾

用 根羅紋者爲佳

質 形如防風而麤虛

色 土褐

味 苦辛

性 平微温散 日華子云 冷

【氣】味厚於氣陰中微陽

【臭】腥

【主】風濕黃疸

【行】手陽明經

【助】菖蒲爲之使

【反】畏牛乳

【製】雷公云以布拭去黃毛破開去土湯洗剉碎用

【治】療圖經曰黃病有數種傷酒曰酒黃夜食誤飡鼠糞亦作黃病因勞發

黃多痰涕目有赤脉日益憔悴或面赤惡心用之皆効〔日華子云〕主傳尸骨蒸消痞及時氣〔蕭炳云〕治酒黃黃疸大効

〔合〕合牛乳點服之利大小便瘥五種黃病去頭風及發背疑似者○秦艽十二分牛乳一升同煮七合去滓分溫再服治黃疸心煩熱口乾皮肉皆黃

〔禁〕多服解米脂人食穀不克悅

〔解〕酒毒

草之草

百合 無毒　植生

成州百合
滁州百合

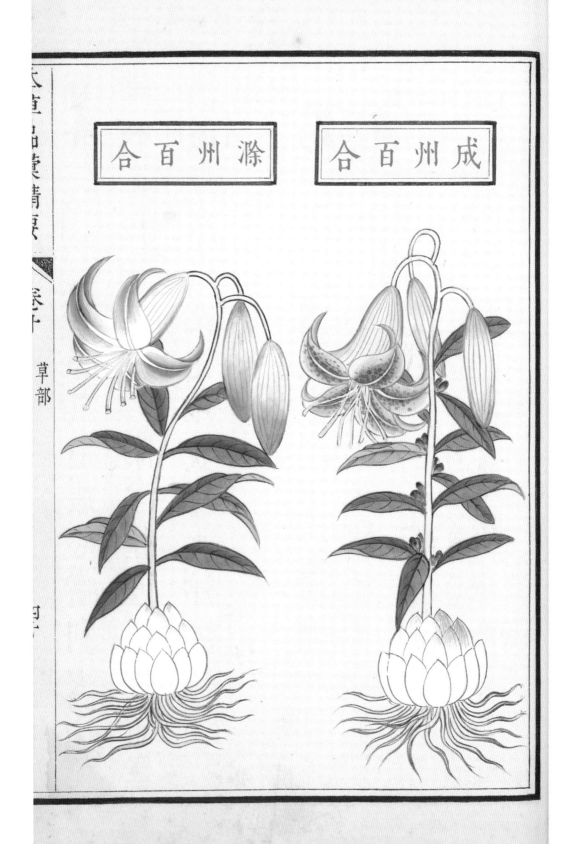

百合 出神農本經 主邪氣腹脹心痛利大小便補中益氣 以上朱字神農本經 除浮腫臚脹痞滿寒熱通身疼痛及乳難喉痹止涕淚 以上黑字名醫所錄

【名】重箱 摩羅 強瞿 重邁 中庭 中逢花

【苗】〔圖經曰〕苗高數尺幹麤如箭四面有葉如雞距又似柳葉青色葉近莖微紫莖端碧白四五月開紅白花如石榴嘴而大根如胡蒜重疊生二三十瓣又一種花黃有黑斑細葉葉間有黑子不堪入藥〔衍義〕云莖高三尺許

葉如大椰葉四向攢枝而上其顛有長蘂開淡黃白花四垂向下覆長蘂花心有檀色每一枝顛須五六花子紫色圓如梧子生於枝葉間每葉一子不在花中

地 圖經曰生荊州川谷 吳氏云宛句荊山及近道處處皆有之 道地 滁州成州

時 生 春生苗四五月開花 採 二月八月取

收 暴乾

用 根下子瓣

質 類胡蒜而有瓣

色 白

味 甘

性 平緩

氣 氣之薄者陽中之陰

臭 腥

主 傷寒百合病

製 蒸熟用

【治】療藥性論云祛百邪鬼魅除心下急滿痛并脚氣熱欬逆日華子云安心定膽并顛邪啼泣狂叫驚悸殺蠱毒氣脇乳癰發背諸瘡腫毒及產後血狂暈孫眞人云煑濃汁服治陰毒傷寒

補日華子云益志養五臟

【合】合蜜蒸令軟時含棗大一塊嚥津療肺臟壅熱煩悶

草之草

知母 無毒 叢生

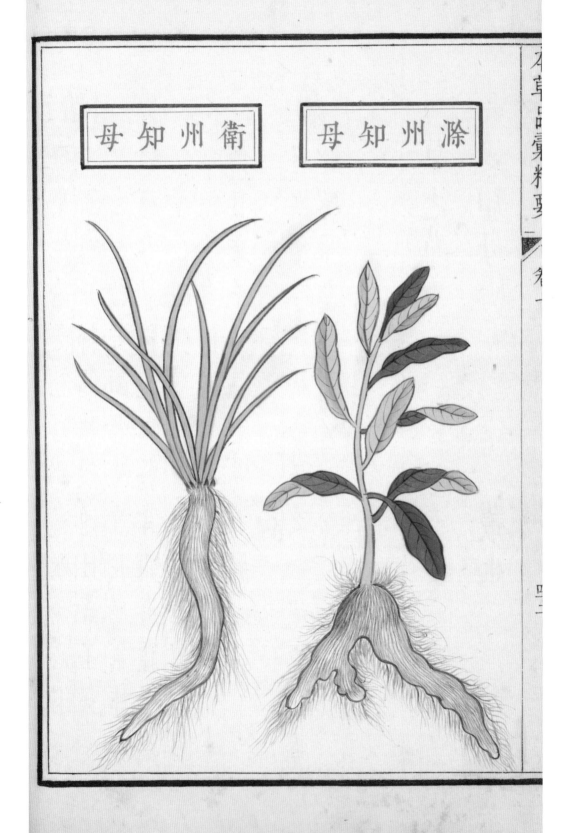

滁州知母

衞州知母

威勝軍知母

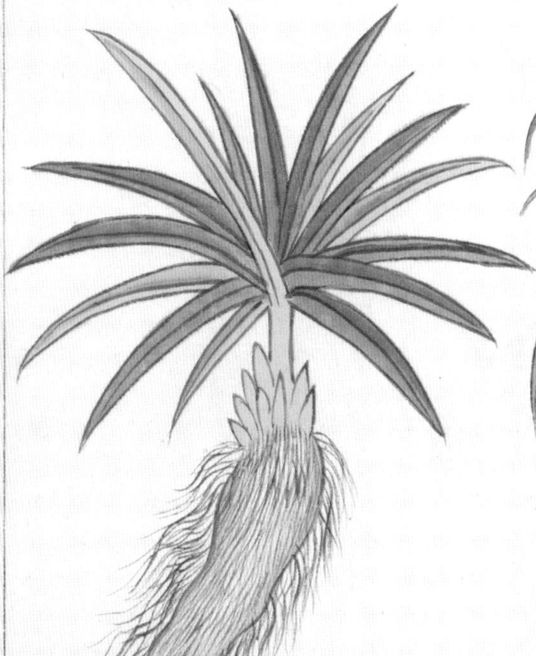

解州知母

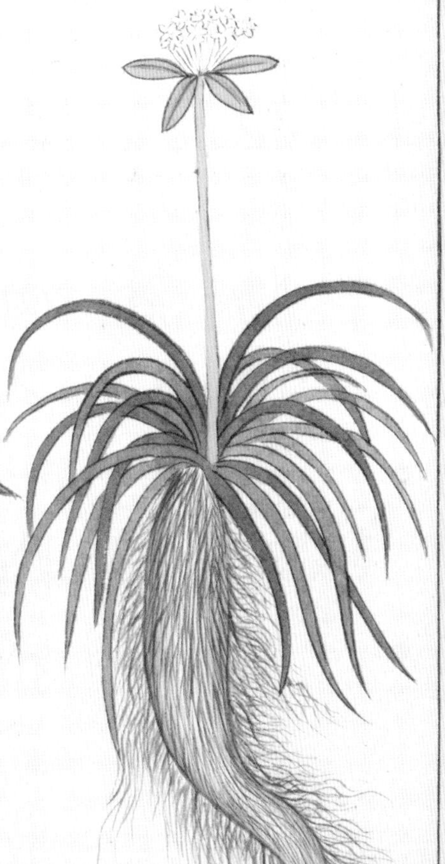

隰州知母

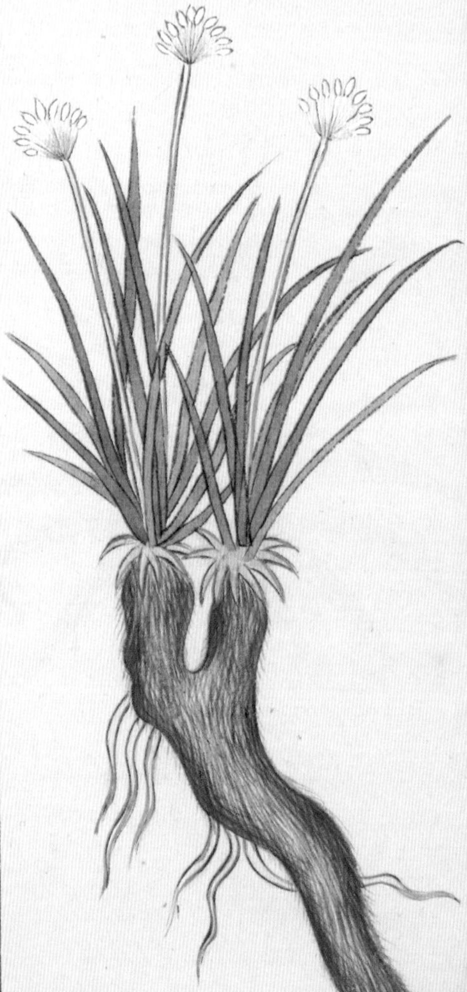

知母 出神農本經 主消渴熱中除邪氣肢體浮腫下水補不足益氣 以上朱字神農本經 療傷寒久瘧煩熱脇下邪氣膈中惡及風汗內疸多服令人泄 以上黑字名醫所錄

【名】蚳（音岐）母　連母　野蓼　地參
水參　兒踵草　水浚　貨母
女雷　女理　蝭（音匙）母　兒草
鹿列　韭逢　東根　水須
沈燔　昌支　蕁（徒含切）

【苗】【圖經曰】春生苗葉如韭四月開青花
如韭花八月結實其根黃色似菖蒲
而柔潤葉至難死掘
出隨生須枯燥乃已

【地】【圖經曰】生河內川谷今瀕河諸郡解
州滁州亦有之【陶隱居云】出彭城【道
地】衛州威勝軍隰州

【時】【生】春生苗
【採】二月八月取

收　陰乾

用　根黃白脂潤者爲好

質　類菖蒲而柔潤有毛

色　淡黃

味　苦

性　寒洩

氣　味厚於氣陰也

臭　香

【主】瀉腎火補虛勞

【行】手太陰經足陽明經少陰經

【助】酒爲之使

【製】雷公云去蘆及皮槐砧上細切焙木臼內杵上行須用酒炒

【治】療圖經曰解溪毒陶隱居云治熱瘧熱煩藥性論云除心煩燥悶骨蒸勞熱產後蓐勞腎氣勞憎寒患人虛而口乾日華子云除傳屍疰病通小腸消痰止嗽潤心肺安心止驚悸別錄云安胎下乳

【補】日華子云益虛乏

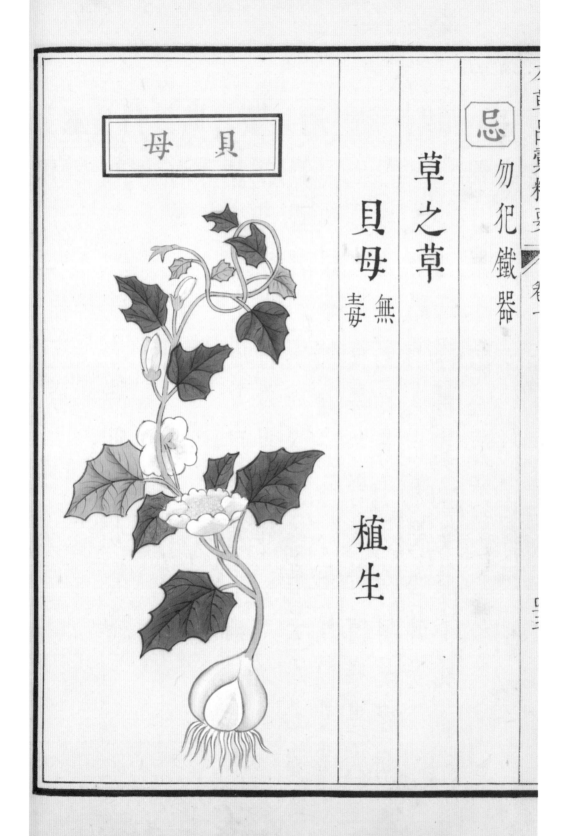

忌 勿犯鐵器

草之草

貝母 無毒

植生

貝母

越州貝母

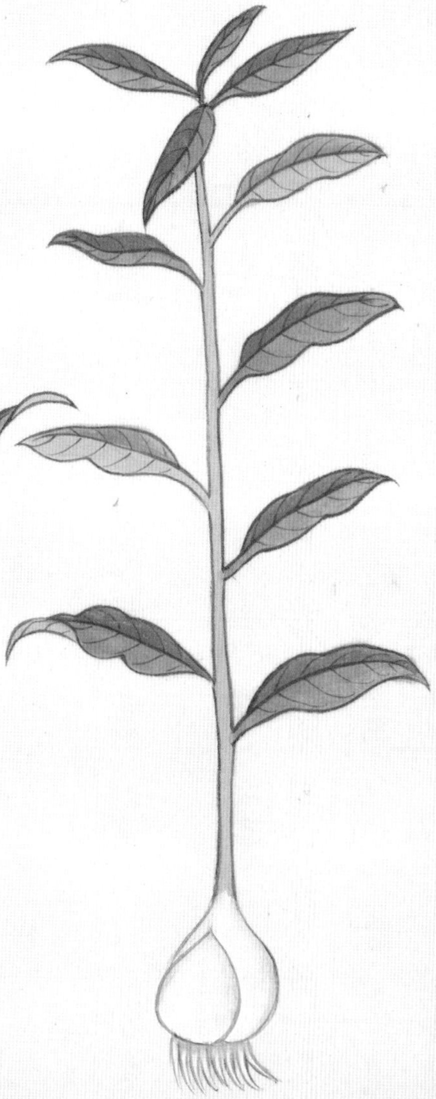

峽州貝母

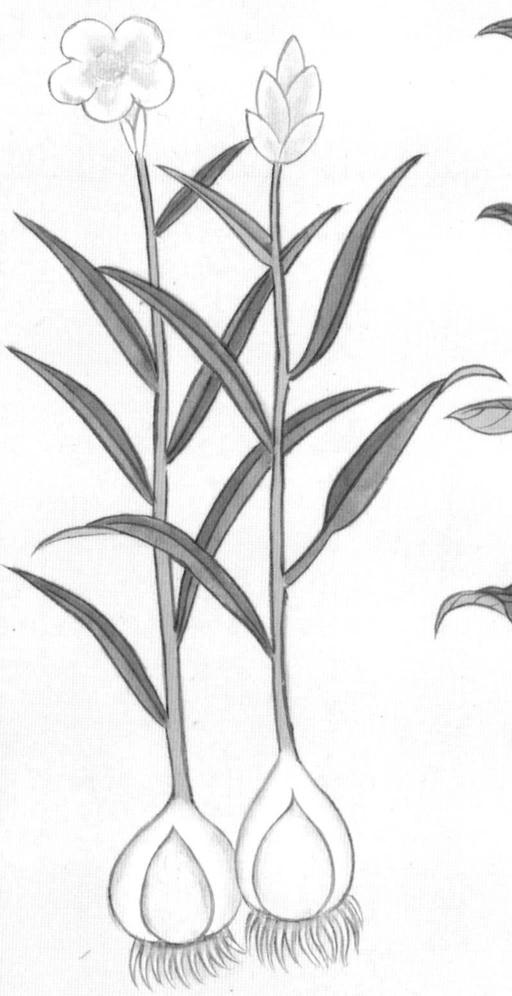

貝母 出神農本經 主傷寒煩熱淋瀝邪氣疝瘕喉痺乳難金瘡風痙 以上朱字神農本經 療腹中結實心下滿洗洗惡風寒目眩項直欬嗽上氣止煩熱渴出汗安五臟利骨髓 以上黑字名醫所錄

【名】空草　藥實　苦花　苦菜　商草　勤母　莔

【苗】圖經曰春生苗莖細青色葉亦青似蕎麥葉隨苗出七月花開碧綠色形如鼓子花其根圓而有瓣黃白色如聚貝子故名貝母陸璣疏云其葉如

栝樓而細小其子在根下如芋子正白四方連累相著有分解其中獨顆而無兩瓣亦無皺者號曰丹龍精不入藥用【唐本注】云又一種葉如大蒜蒜熟時採之良舊本云十月採恐苗枯根亦不佳也

【地】【圖經曰】生晉地及河中江陵府郢壽隨鄭蔡潤滁州皆有之【唐本注】云荊襄產者佳江南諸州亦有【道地】峽州越州

【時】【生】二月生苗【採】四月八月取根

【收】暴乾

【用】根圓白不僵者佳

質 類半夏而有瓣

色 黃白

味 辛苦

性 微寒

氣 味厚於氣陰中之陽

臭 朽

主 化痰解鬱

助 厚朴白薇爲之使

反 烏頭畏秦艽礬石莽草惡桃花

製 雷公云凡使先於柳木灰火中炮黃
劈破去內口鼻上有米許大者心一
小顆後後拌糯米於鍬上同炒待米黃
熟然後去米生亦可用

治 療圖經曰除惡瘡并人面瘡藥性論
云退虛熱催難産爲末點眼去膚
翳消胸脇逆氣并時疾黃疸日華
子云消痰潤肺衍義曰散心胸鬱
結之氣
補陶隱居云斷穀服之不饑

合 合酒調服療胞衣不出○合連翹療
項下癧瘻疾○合沙糖爲丸含化止
嗽○合油傅
人畜惡瘡

【禁】誤服丹龍精令人筋脉不收

【解】若誤服丹龍精者用黃精小藍汁解之立愈

【贗】丹龍精爲僞

草之草

白芷 無毒 植生

澤州白芷

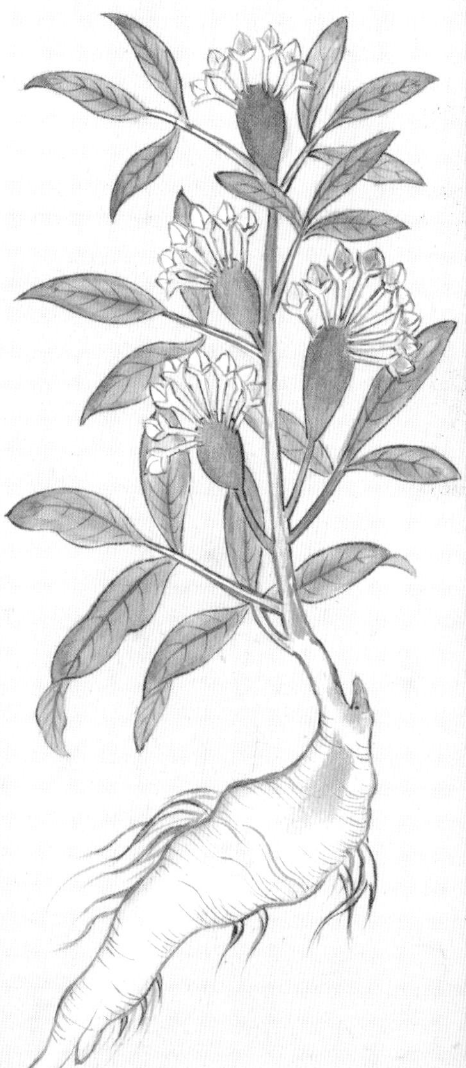

白芷出神農本經主女人漏下赤白血閉陰腫寒熱風頭侵目淚出長肌膚潤澤可作面脂以上朱字神農本經療風邪久渴吐嘔兩脅滿風痛頭眩目癢可作膏藥面脂潤顏色以上黑字

名醫所錄

【名】芳香　白茝采音蕌囂音莞　苻蘺
澤芬　【葉】蒚歷音麻　葯

【苗】【圖經曰】根長尺餘白色麤細不等枝
榦去地五六寸春生葉相對婆娑紫
色闊三指許花白微黃入伏後結子
立秋後苗枯楚人謂之葯九歌云辛
荑楣兮葯房王逸
注云葯白芷也

【地】【圖經曰】出河東川谷下澤及齊郡今
所在有之【陶隱居云】生下濕地今近
道處處有之【道地】澤州吳地尤勝

【時】【生】春生葉
【採】二月八月取根

收 暴乾

用 根大而不蛀者佳

質 類栝樓根而細

色 白

味 辛

性 温

氣 氣味俱輕陽也

臭 香

【主】頭風侵目排膿生肌

【行】手陽明經足陽明經

【助】當歸爲之使

【反】惡旋覆花

【製】雷公云採得後刮削上皮細剉用黃精亦細剉以竹刀切二味等分兩度蒸一伏時後出於日中曬乾去黃精用或生用

【治】療陶隱居云作湯浴以去尸蟲藥性論云止心腹血刺痛及嘔逆明目止淚出女人血崩瀝血腰痛能蝕膿日華子云退目赤努肉止胎漏

滑落破宿血消乳癰發背瘰癧腸風痔瘻排膿瘡痍疥癬止痛生肌去面皯皰瘢

補 日華子云生新血

贋 丧公藤爲僞

草之草

滛羊藿 無毒 植生

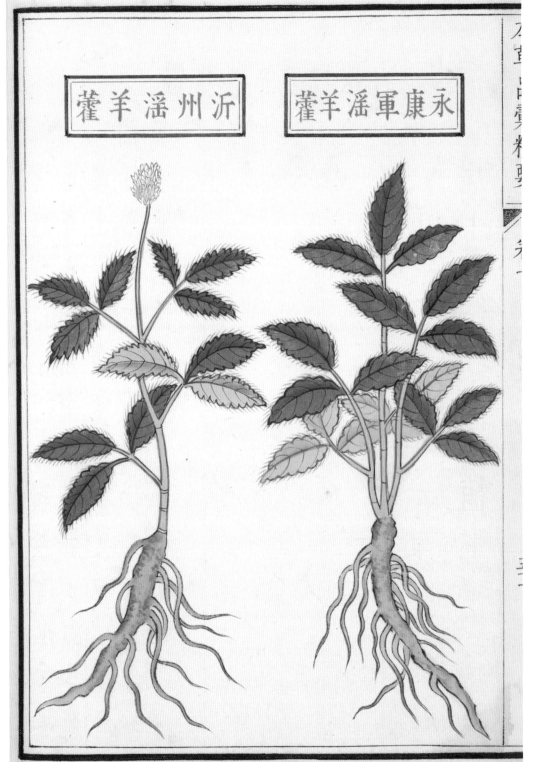

永康軍滛羊藿

沂州滛羊藿

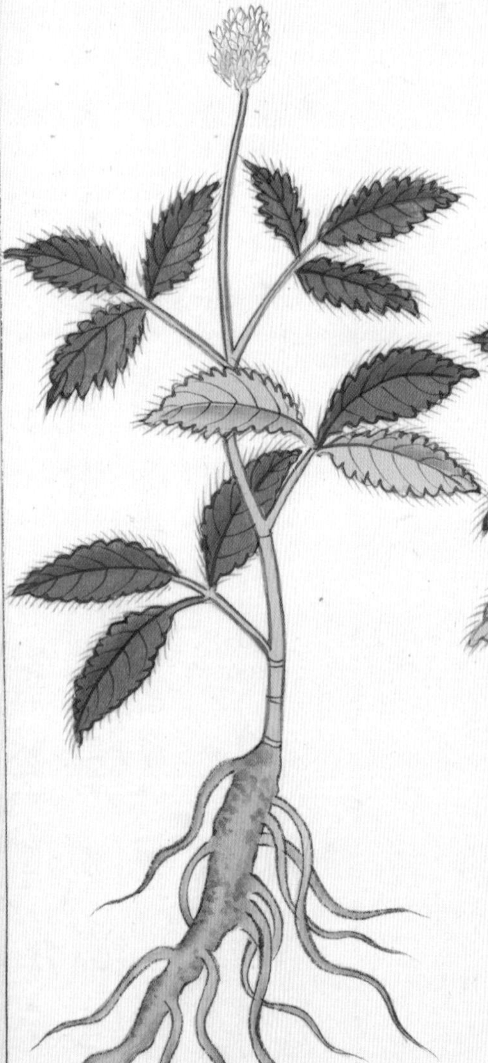

淫羊藿 出神農本經 主陰痿絕傷莖中痛利小便益氣力強志 以上朱字神農本經 堅筋骨消瘰癧赤癰下部有瘡洗出蟲丈夫久服令人無子 以上黑字名醫所錄

【名】仙靈脾 黃連祖 千兩金 剛前 乾雞筋 放杖草 棄杖草

【苗】圖經曰葉青似杏葉上有刺莖如粟稈根紫色有鬚四月開白花亦有紫色碎小獨頭子湖湘出者苗高一二尺許葉如小豆而圓薄枝莖緊細經冬不凋根似黃連關中俗呼三枝九葉草是也其根葉俱堪用

地 圖經曰生上郡陽山山谷及江東陝西泰山漢中湖湘間皆有之

時 生春生苗 採五月取葉以不聞水聲處者良

收 曬乾

用 葉根

質 莖如粟稈葉似杏葉

色 青

味 辛

性 寒

【氣】氣之薄者陽中之陰

【臭】朽

【主】堅筋益骨

【助】山藥紫芝爲之使

【製】【雷公云】須用夾刀去葉四畔花枝盡後細剉每修事一斤用羊脂四兩相對拌炒過待羊脂盡爲度

【治】【療日華子云】治一切冷風勞氣筋骨攣急四肢不仁老人昏耄及健忘

【補日華子云】補腰膝强心力丈夫絕陽不起女人絕陰無子

【合】合酒浸服療偏風手足不遂皮膚不仁○合葳靈仙食後米湯調服療痘瘡入眼

草之草

黃芩　無毒　叢生

耀州黃芩

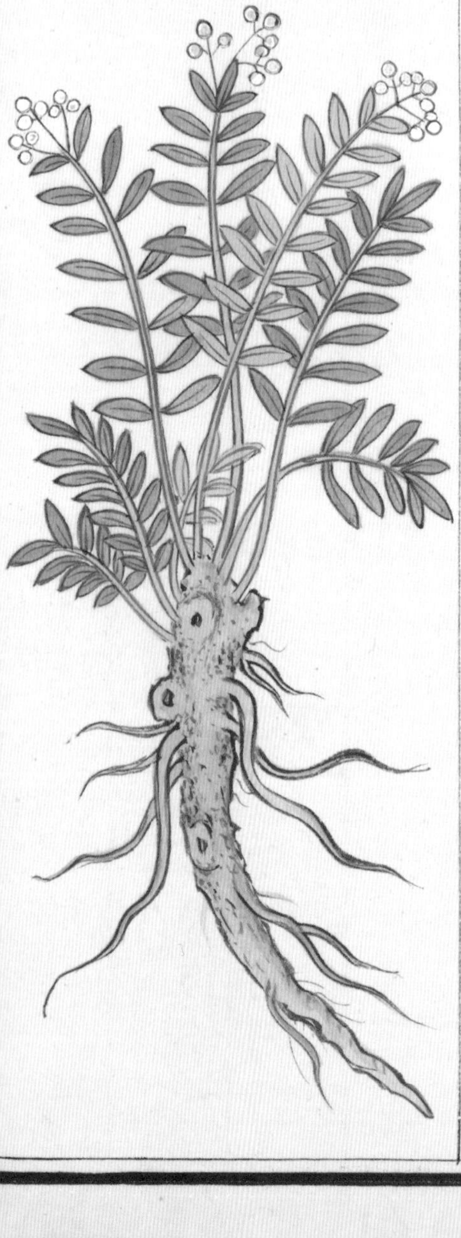

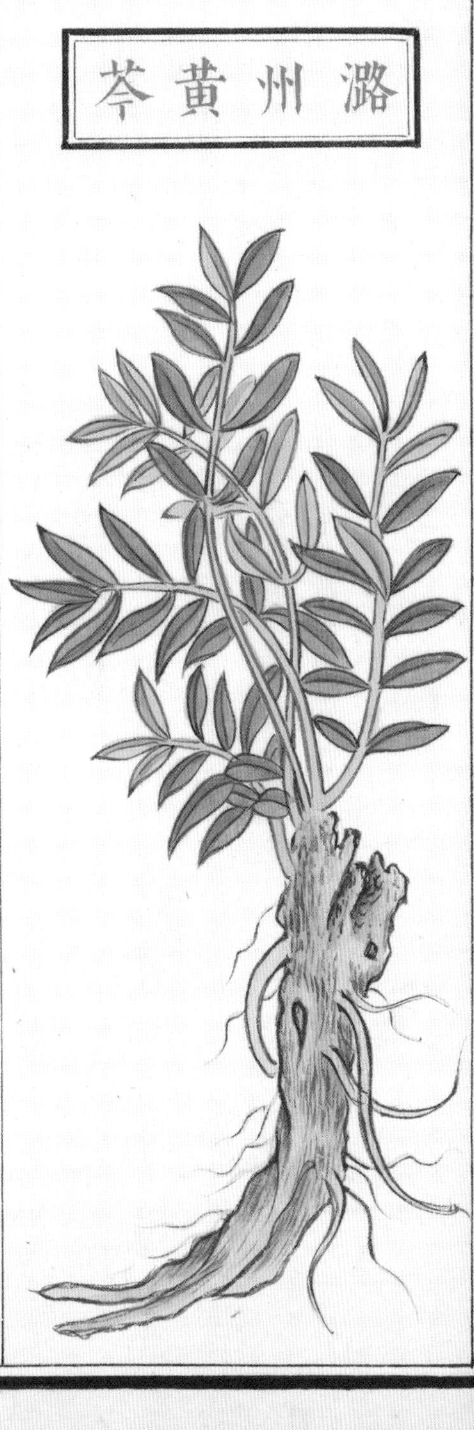

黃芩 出神農本經 主諸熱黃疸腸澼洩痢逐水下血閉惡瘡疽蝕火瘍 以上朱字神農本經 療痰熱胃中熱小腹絞痛消穀利小腸女子血閉淋露下血小兒腹痛 ○ 子主腸澼膿血 以上

黑字名醫所錄

名　腐腸　空腸　內虛　黃文　經芩　妬婦　印頭　子芩　㹠尾芩　宿芩

苗　圖經曰苗長尺餘莖幹麤如筯葉從四面作叢生類紫草亦有獨莖者葉細長青色兩兩相對六月開紫花根黃如知母麤細長四五寸又吳普本草云二月生赤黃葉兩兩四四相值其莖空中或方圓高三四尺花紫紅赤五月實黑根黃有中枯而飄者名腐腸有細實圓者名子芩也

地　圖經曰生秭歸山谷及宛句今川蜀河東陝西近郡皆有之陶隱居云出

彭城欝州道地宜州鄜州涇州兗州

時 生春生苗
採二月三月三日八月九月取根

收 陰乾

用 根

色 黃

味 苦

性 平大寒泄

氣 氣薄味厚陰中微陽

【臭】香

【主】諸熱

【行】手太陰經陽明經

【助】山茱萸龍骨爲之使

【反】畏丹砂牡丹藜蘆惡葱實

【製】去麤皮及腐爛者剉用或酒炒

【治】【療】【藥性論】云消熱毒骨蒸寒熱往來腸胃不利破壅氣除五淋令人宣暢去關節煩悶解熱渴治熱腹中疞痛心腹堅脹【日華子】云下氣主

天行熱疾疔瘡乳癰發背排膿東垣云中枯而飄者瀉肺火消痰利氣除風濕留熱於肌表細實而堅者瀉大腸火養陰退陽滋化源退熱於膀胱

【合】合白朮安胎○合厚朴黃連止腹痛合五味子牡蒙牡蠣令人有子○合黃耆白斂赤小豆療鼠瘻

草之草

狗脊 無毒 植生

成德軍狗脊　眉州狗脊

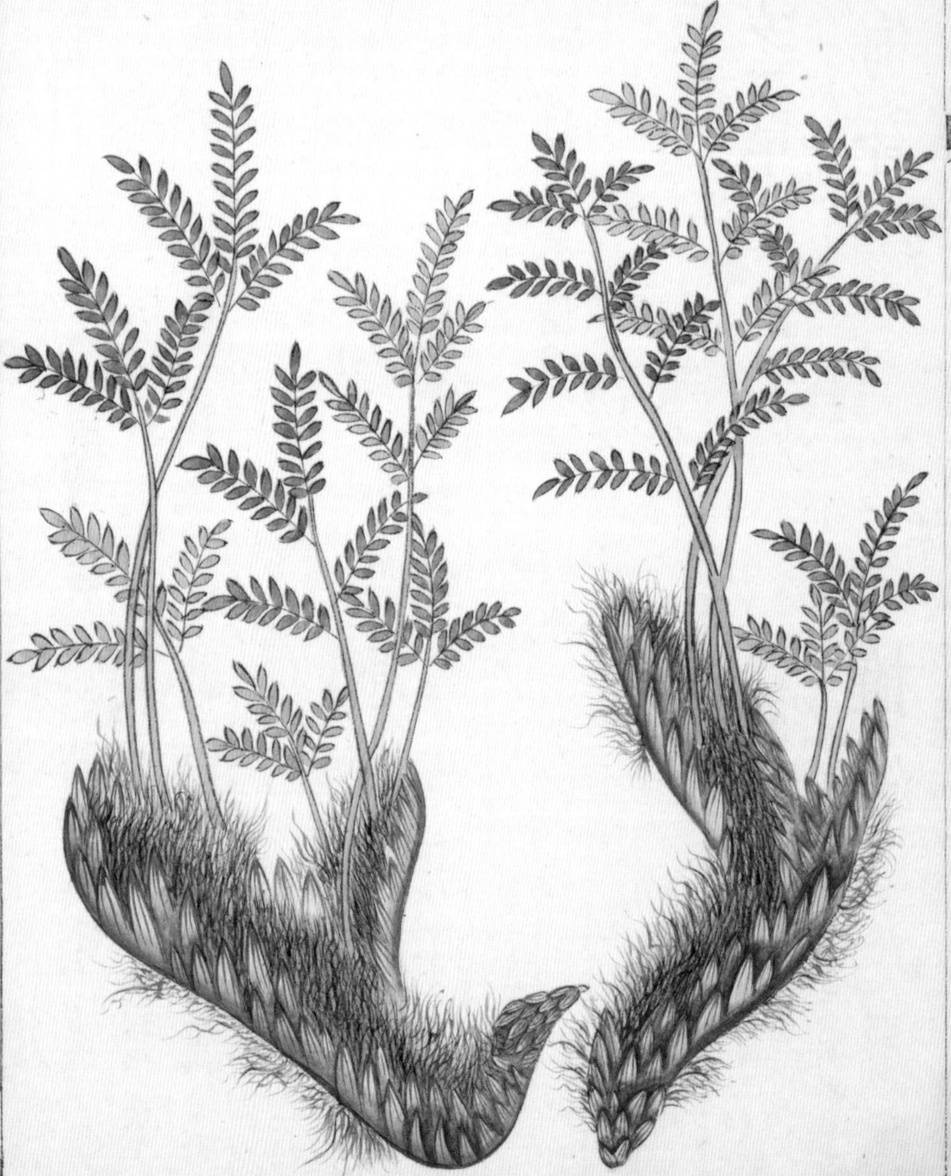

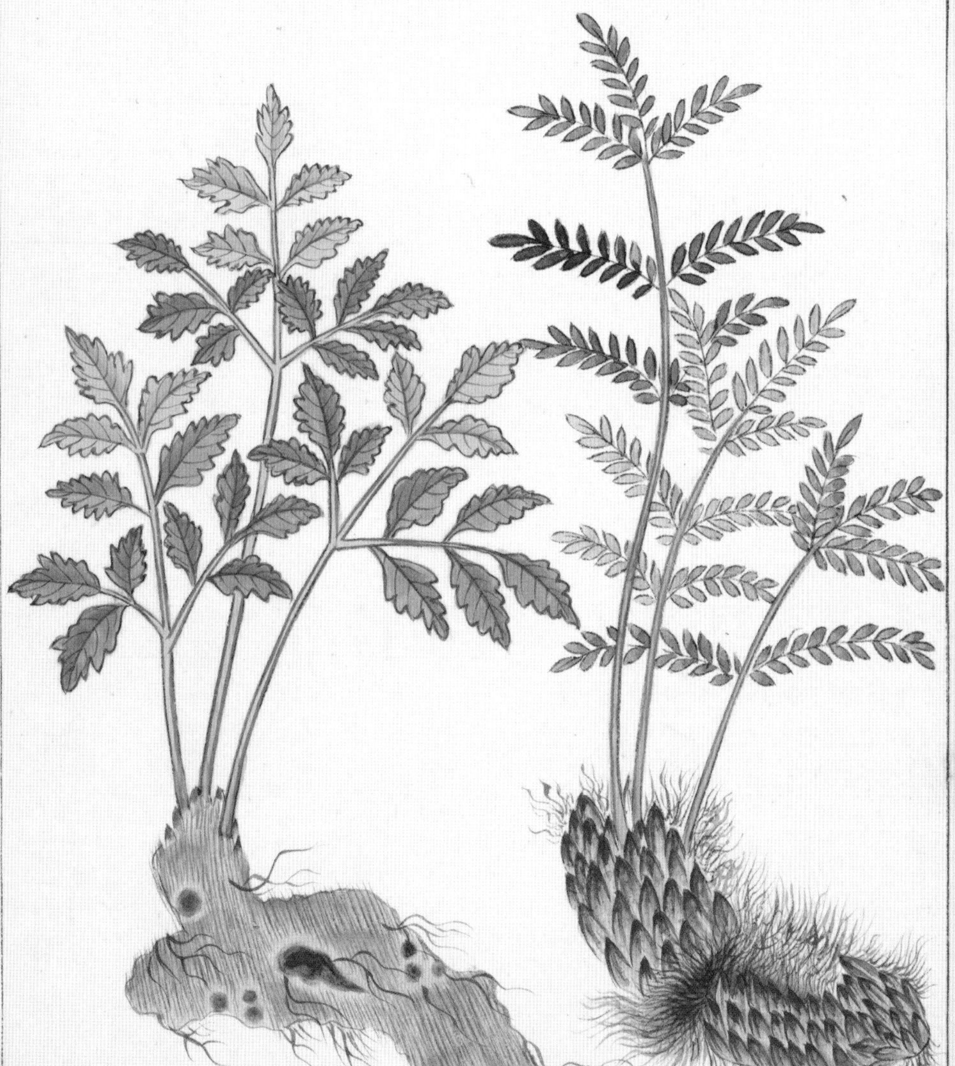

温州狗脊

淄州狗脊

狗脊 出神農本經 主腰背強關機緩急周痹寒濕膝痛頗利老人 以上朱字神農本經 療失溺不節男子腳弱腰痛風邪淋露少氣目闇堅脊利俛仰女子傷中關節重 以上黑字名醫所錄

名 百枝 強膂 扶蓋 扶筋 狗青 赤節

苗 圖經曰 苗尖細碎青色高尺餘無花其莖葉似貫衆根長尺許而多岐肉作青綠色亦有黑色形似狗脊骨故以名之今方亦以金毛者為勝 陶隱居云 一種與菝葜相似而小異其莖葉小肥其節疏其莖大直上有刺葉

圓有赤脉根凹凸龍葰如羊角而細强者唐本注云今江左俗猶用者是

陶所說乃是有刺

萆薢耳非狗脊也

地 圖經曰生常山川谷及太行山道地成德軍眉州溫州淄州

時 生春生苗 採二月八月取根

收 暴乾

用 根有金毛者爲佳

質 如犬脊而有毛

色 黃黑

【味】苦甘

【性】平微溫緩

【氣】氣厚味薄陽中之陰

【臭】朽

【主】除濕定痛

【助】萆薢爲之使

【反】惡敗醬

【製】雷公云凡修事細剉酒拌蒸從巳至申方出乾用

【治】療【藥性論云】治男女毒風軟脚濕痹
腎氣虛弱
【補】【藥性論云】益
男子續筋骨
【贗】
透山藤味苦入頂爲僞

草之草

石龍芮 無毒 叢生

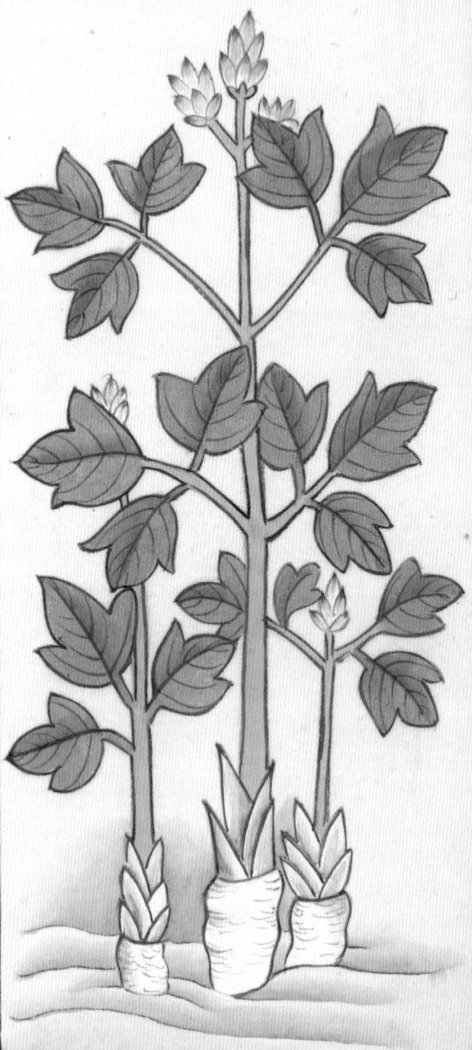

兗州石龍芮

石龍芮 出神農本經 主風寒濕痺心腹邪氣利關節止煩滿久服輕身明目不老 以上朱字神農本經 平腎胃氣補陰氣不足失精莖冷令人皮膚光澤有子 以上黑字名醫所錄

【名】地椹　石能　彭根　天豆　水堇
天灸　魯果能

【苗】〔圖經曰〕一叢數莖莖青紫色每莖三葉其葉芮芮短小多刻缺子如葶藶而色黃〔唐本注云〕今用者俗名水堇苗似附子葉如桑椹故名地椹生下濕地五月熟時葉子皆味辛山南者粒大如葵子關中河北者細如葶藶氣力劣於山南者〔衍義曰〕石龍芮今有兩種水中生者葉光而末圓陸生者葉有毛而末銳入藥須用水生者陸生者又謂之天灸取少葉揉繫臂上一夜作大泡如火燒者是眞也

【地】〔圖經曰〕出泰山川澤石邊〔唐本注云〕生關中河北〔陶隱居云〕近道處處有

之【道地】兗州

【時】【生】春生苗【採】五月五日取子二月八日取皮

【收】陰乾

【用】子及皮

【質】子類葶藶而黃

【色】黃

【味】苦

【性】平泄

氣　氣之薄者陽中之陰

臭　朽

主　除痹舒筋

助　大戟爲之使

反　畏蛇蜕皮吳茱萸

治　療圖經曰能逐諸風除心熱燥　補衍義曰陸生者補陰不足莖常冷失精

贗　蓄菜子爲僞

草之飛

茅根 無毒附苗花根屋茅 叢生

澧州茅根

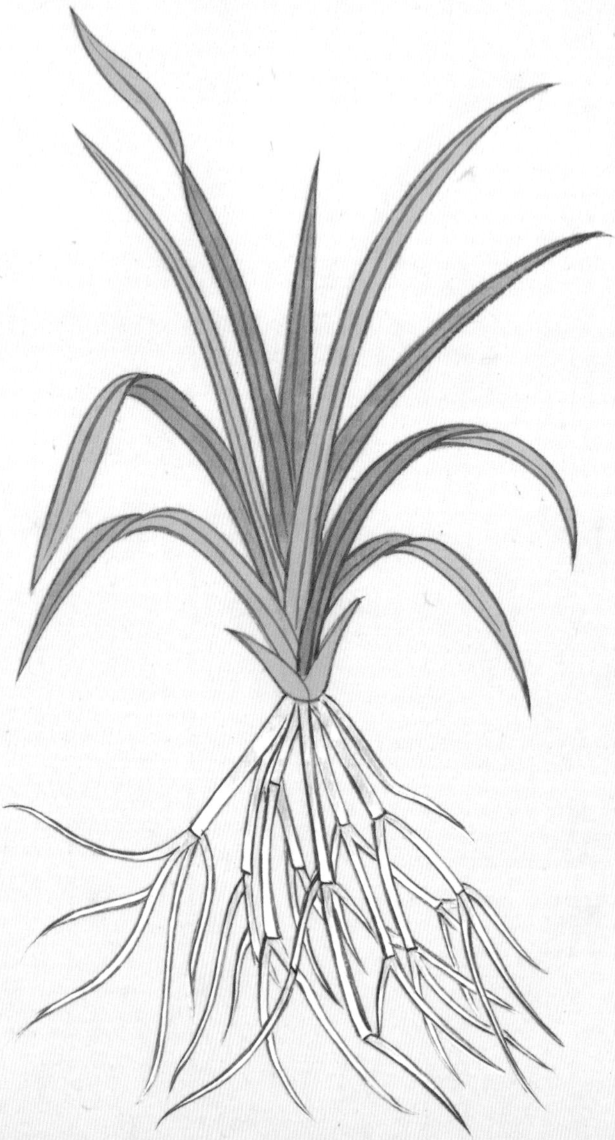

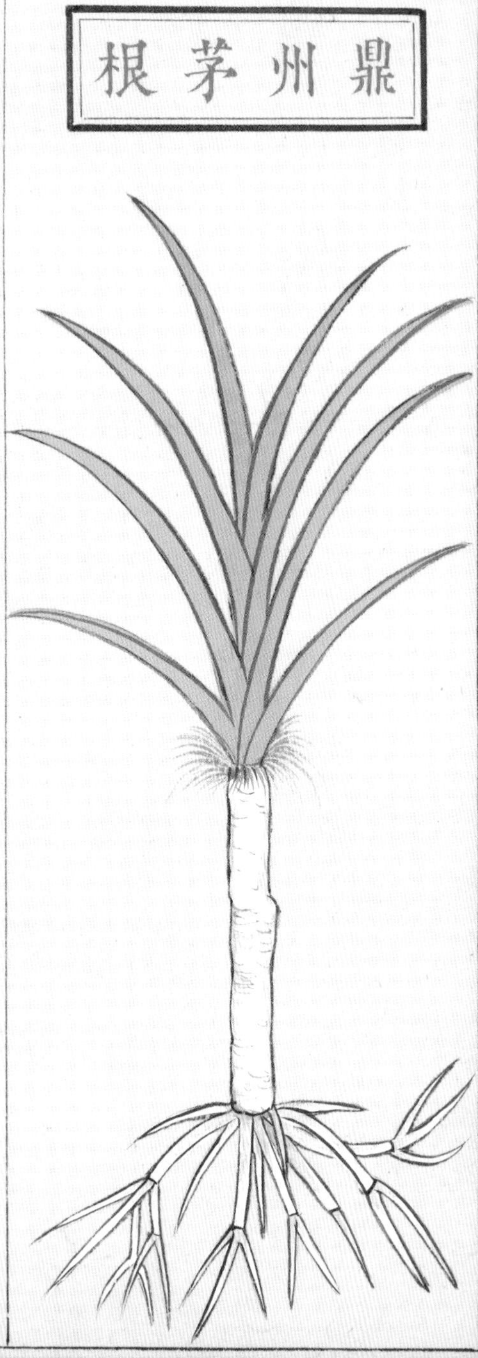

茅根 出神農本經 主勞傷虛羸補中益氣除瘀血血閉寒熱利小便○苗主下水 以上朱字神農本經 下五淋除客熱在腸胃止渴堅筋婦人崩中久服利人 以上黑字名醫所錄

名 蘭根　茹根　地菅　地筋　兼杜

苗 圖經曰春生苗布地如鍼俗謂之茅鍼可噉甚益小兒夏生白花茸茸然至秋而枯其根至絜白味亦甘美陸機草木疏云菅似茅而滑無毛根下五寸中有白粉者柔韌宜爲索漚之尤善其未漚者名野菅詩所謂白茅菅今是也入藥功用與茅等其屋苫茅用之須經久者良

地 圖經曰生楚地山谷田野今處處有之 道地 澶州鼎州

時 生 春生苗 採 四月取花六月取根

收 日乾

【用】根花苗鍼

【質】根類茅香根而麤

【色】白

【味】甘〔茅鍼〕甘〔花〕甘

【性】寒緩〔茅鍼〕平凉〔花〕温

【氣】氣之薄者陽中之陰

【臭】香

【主】除瘀血下五淋

製 刷去沙土剉碎用

治 療 日華子云療婦人月經不匀通血脉淋瀝 ○茅鍼通小腸 ○花署刀箭瘡止血并痛 ○屋四角茅止鼻洪 唐本注云菅花止衂血吐血炙瘡 藥性論云白茅破血并止消渴 陳藏器云茅鍼消惡瘡腫未潰者煑服之服一鍼一孔二鍼二孔生挼傳金瘡止血煑服之主鼻衂及暴下血

合 合脂膏療諸竹木刺在肉中不出及因風致腫 ○屋茅合酒煑療卒吐血 ○屋上爛茅和醬汁研傳班瘡蠶嚙瘡 ○茅鍼合酒煎服療癰毒軟癤不

作
頭

【禁】妊娠不可服

【解】茅屋滴溜水殺雲母毒

草之草

紫菀 無毒　植生

成州紫菀

解州紫菀

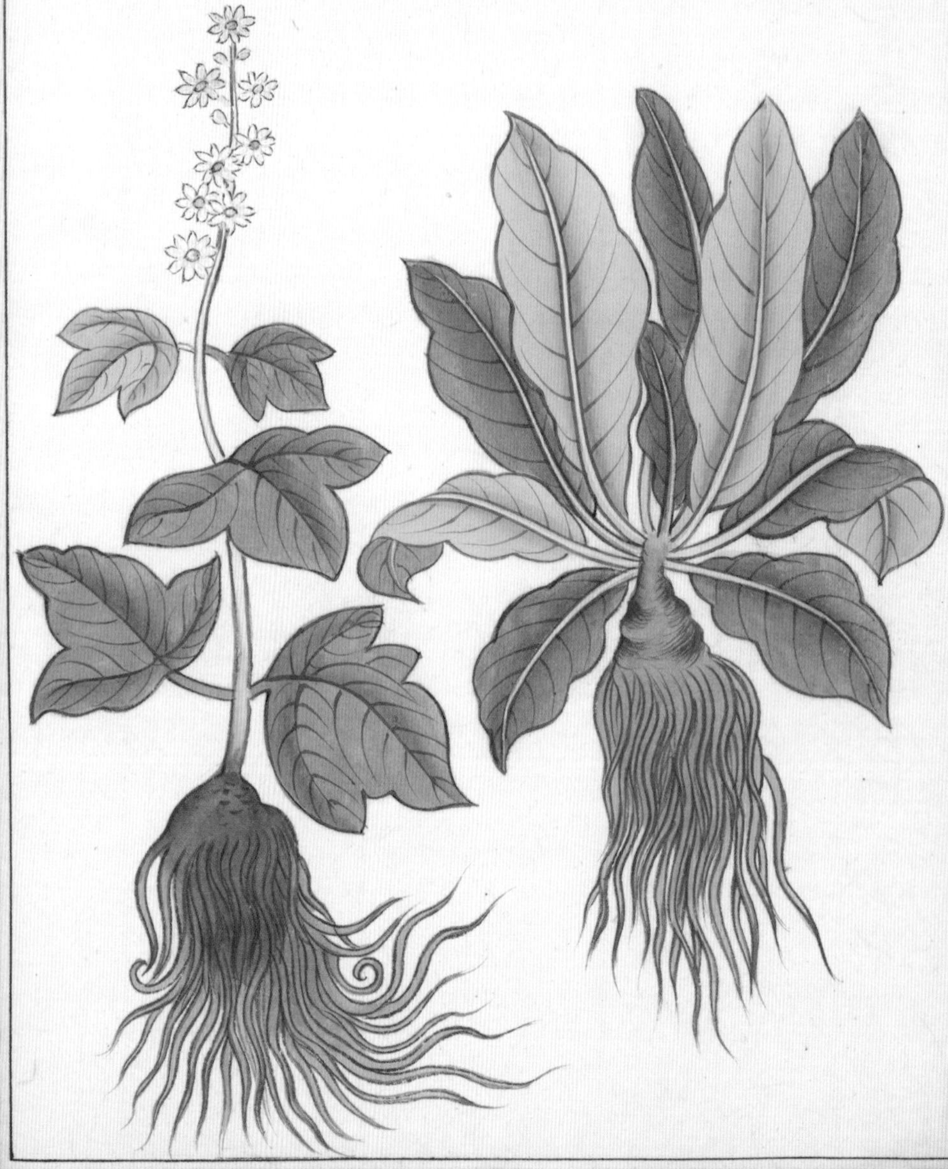

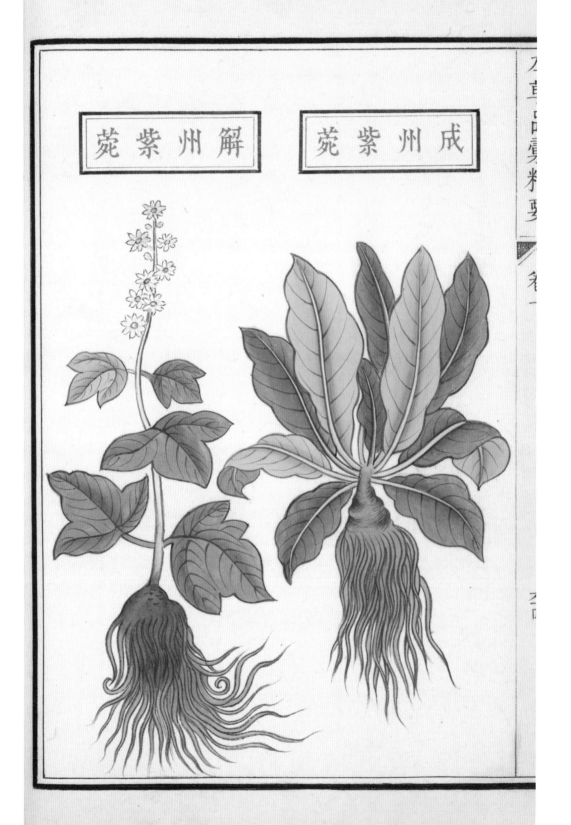

泗州紫菀

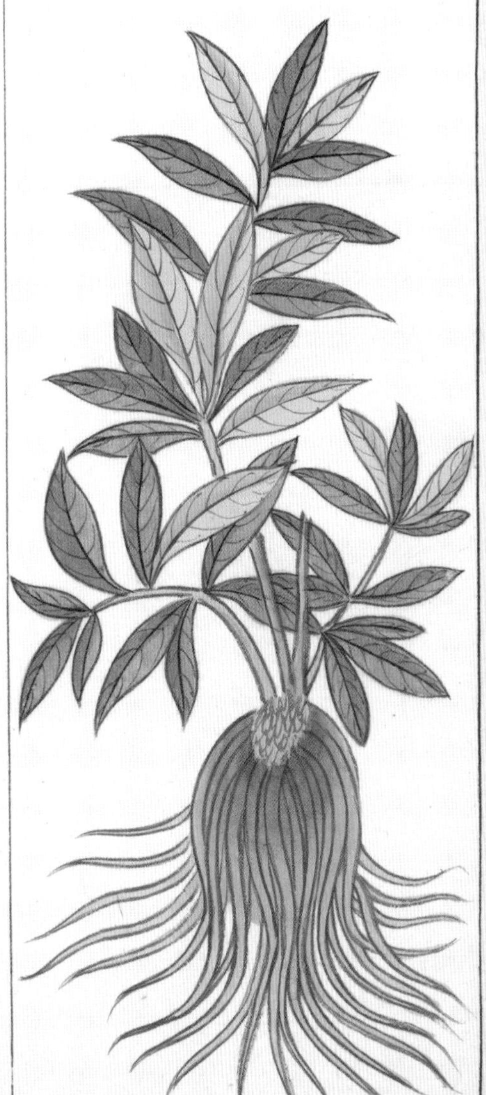

紫菀出神農本經主欬逆上氣胸中寒熱結氣去蠱毒痿蹷安五臟以上朱字神農本經療欬唾膿血止喘悸五勞體虛補不足小兒驚癇以上黑字名醫所錄

色 紫蒨 青菀 㴲牽牛

苗 圖經曰三月布地生苗葉其葉三四相連五月六月開黃紫白花結黑子本有白毛根甚柔細

地 圖經曰生房陵山谷及真定邢鄲今耀成泗壽台孟州興國軍皆有之

時 生春生苗 採二月三月取根

收 陰乾

用 根潤軟者為佳

質 類重臺根作節而有茸

色 紫

味 苦辛

性 温散

氣 氣厚味薄陽中之陰

臭 香

主 氣喘欬嗽

助 欵冬花爲之使

反 畏茵蔯蒿惡天雄瞿麥雷丸遠志

【製】【雷公云】凡使去頭土用東流水洗淨以蜜浸一宿至明於火上焙乾用

【治】【療藥性論云】除尸疰及胸脇逆氣百邪鬼魅【日華子云】調中及肺痿吐血消痰止渴勞氣虛熱

【補藥性論云】補虛【日華子云】潤肌膚添骨髓【衍義曰】益肺氣

【合】合款冬花百部為散生薑烏梅煎服療久嗽不瘥

草之草

紫草 無毒 植生

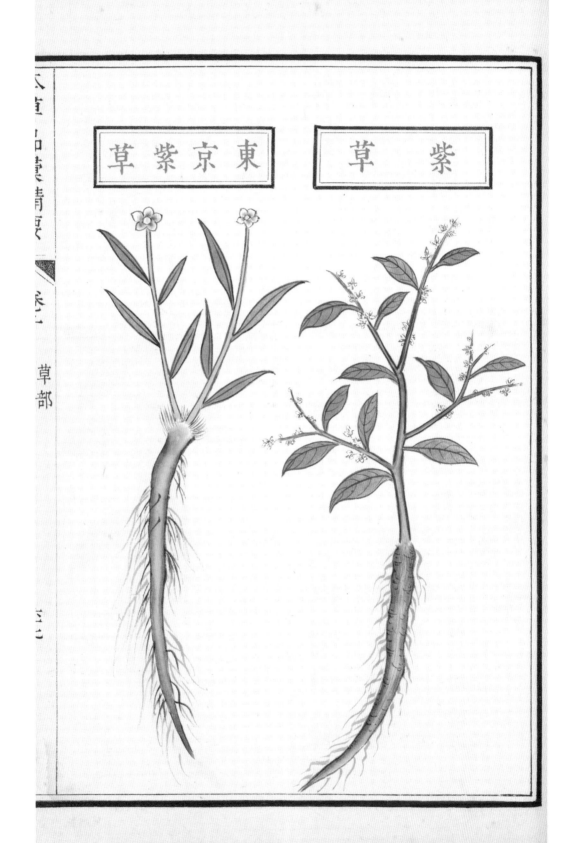

東京紫草

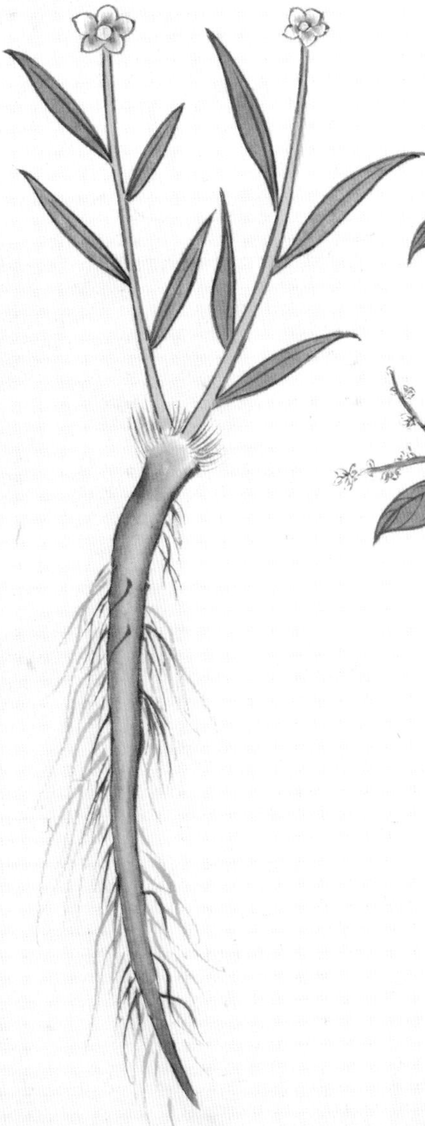

紫草

單州紫草

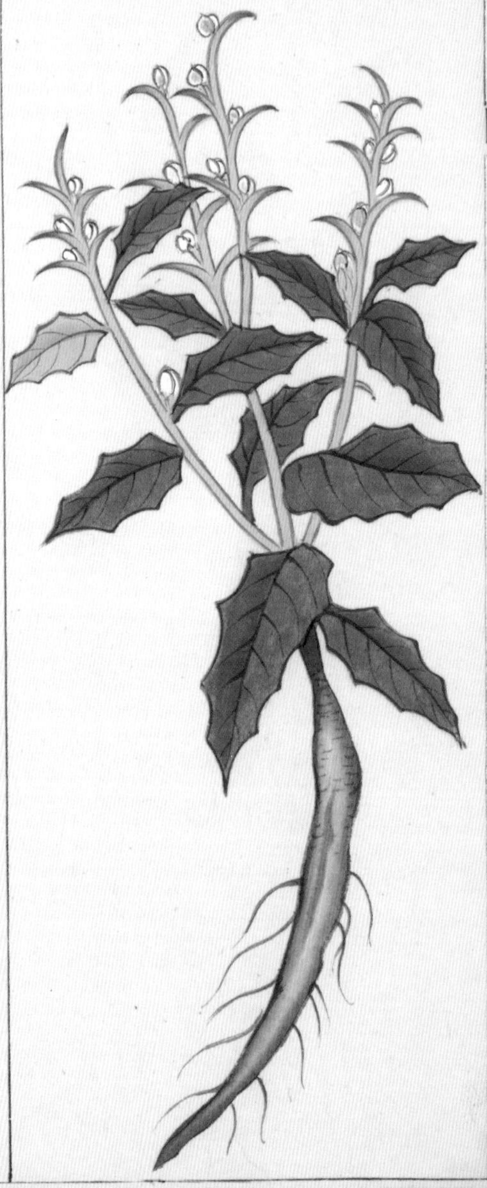

紫草 出神農本經 主心腹邪氣五疸補中益氣

利九竅通水道 以上朱字神農本經 療腹腫脹滿痛

以合膏療小兒瘡及面皶 音查以上黑字名醫所錄

名 紫丹 紫芺 哀老切 藐 茈䓞

苗〔圖經曰〕苗似蘭香莖赤節青二月有花紫白色秋結實亦白人家園圃或種蒔其根所以染紫也

地〔圖經曰〕生碭山山谷及楚地今處處有之〔陶隱居云〕襄陽南陽〔道地〕單州東京為勝

時〔生〕春生苗〔採〕三月取根

收　陰乾

用　根色赤者為好

質　莖類葳靈仙而麤壯

色 紫

味 苦

性 寒

氣 味厚於氣陰也

臭 香

主 透斑瘡利水道

製 雷公云凡使須用蠟水蒸之待水乾取去頭并兩畔鬚細剉用每修事紫草一斤用蠟二兩於鐺中鎔鎔盡便投蠟水作湯用

【治】【療】【圖經曰】治傷寒時疾發瘡疹不出
并豌豆瘡【藥性論云】療惡瘡瘍癬
【別錄云】治小便淋瀝痛水調末
服亦治嬰兒童子患疹痘疾

草之草

前胡 無毒 植生

絳州前胡

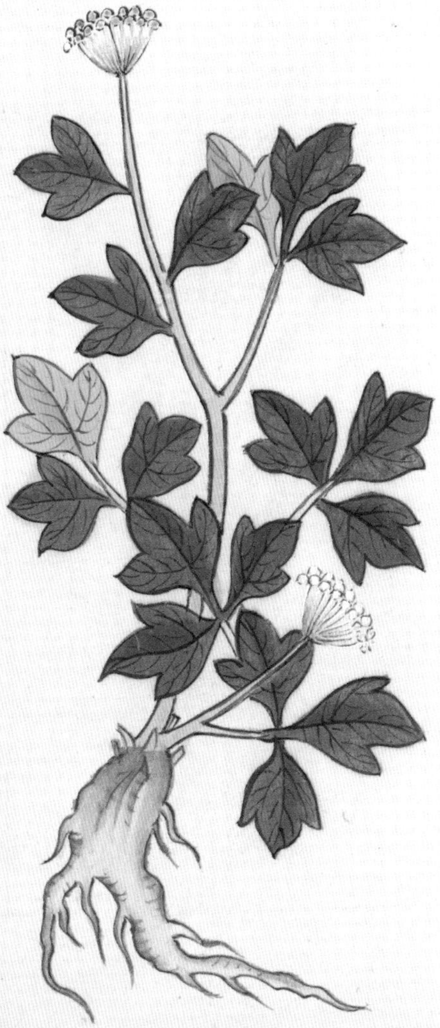

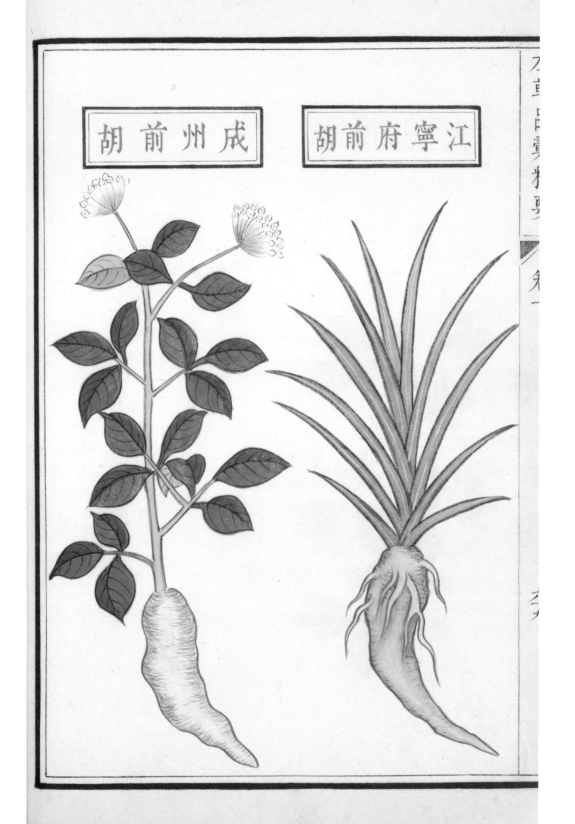

江寧府前胡

成州前胡

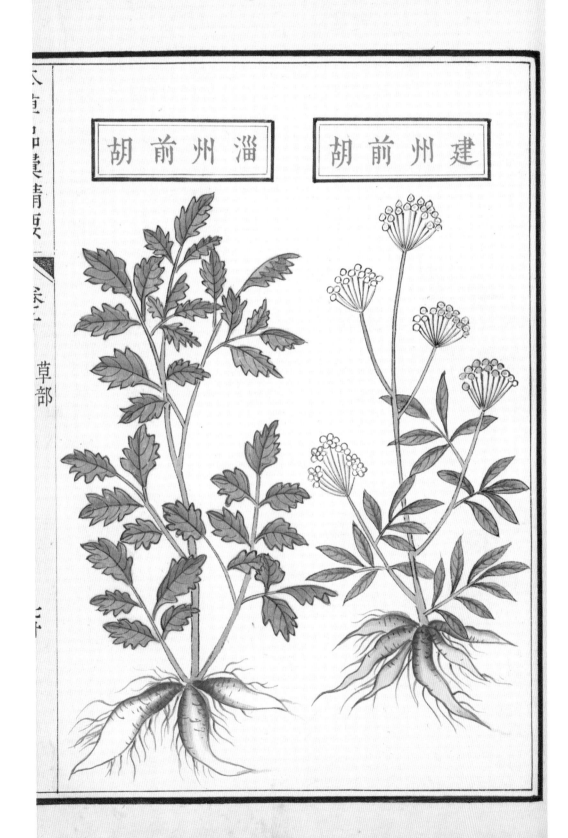

建州前胡

淄州前胡

前胡主療痰滿胸脅中痞心腹結氣風頭痛去痰實下氣治傷寒寒熱推陳致新明目益精名醫所錄

苗 圖經曰苗青白色似斜蒿初出時有白芽長三四寸味甚香美又似芸蒿七月開白花與葱花相類八月結實根細青紫色今鄜延將來者大與柴胡相似但柴胡赤色而脆前胡黄而柔軟不同耳今諸方所用前胡皆不同京師北地者色黄白枯脆絕無氣味江東乃有三四種一種類當歸皮斑黑肌黄而脂潤氣味濃烈一種色理黄白似人參而細短香味都微又

有如草烏頭膚黑而堅有兩三岐爲一本者食之亦戟人咽喉然此皆非前胡也

地　圖經曰出陝西梁漢江淮荆襄州郡及相州孟州皆有之道地吳中壽春及越衢婺陸等處皆好

時　生春生苗採二月八月取根

收　暴乾

用　根潤實者爲好

質　類北柴胡而柔軟

色 黃褐

味 苦

性 微寒泄

氣 氣味俱薄陰中之陽

臭 香

主 止痰嗽去寒熱

助 半夏爲之使

反 畏藜蘆惡皂莢

製〔雷公云〕凡修事用刀刮去蒼黑皮并髭土了細剉用甜竹瀝浸令潤於日中曬乾用之

治〔療〕〔圖經曰〕下氣化痰〔藥性論云〕去熱實下氣并時氣內外俱熱〔日華子云〕去一切勞下一切氣止嗽破癥結開胃下食通五臟及霍亂轉筋骨節煩悶反胃嘔逆氣喘安胎小兒一切痞氣

禁 野蒿根爲僞誤服之令人反胃

草之草

敗醬 無毒 叢生

江寧府敗醬

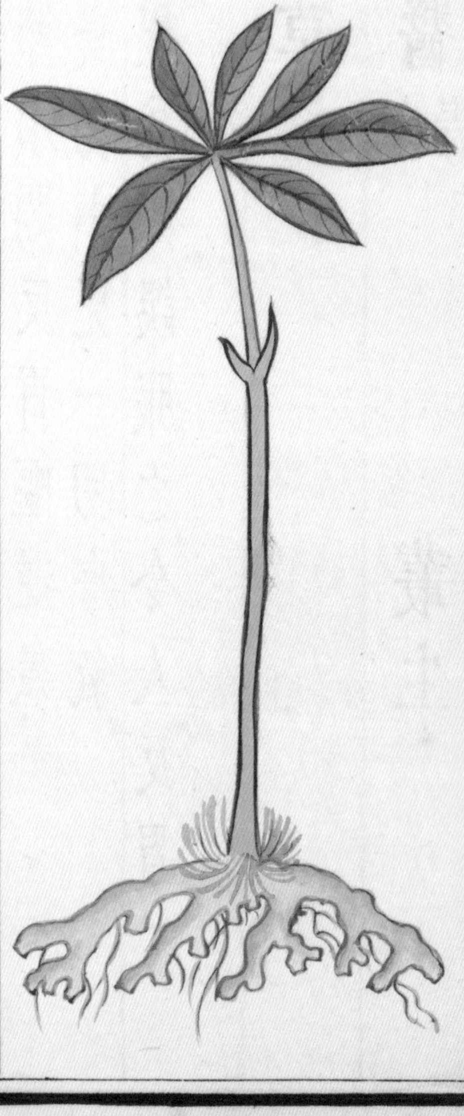

敗醬 出神農本經 主暴熱火瘡赤氣疥瘙疽痔

馬鞍熱氣 以上朱字神農本經 除癰腫浮腫結氣風

痹不足產後疾痛 以上黑字名醫所錄

名 鹿腸 鹿首 馬草 澤敗 鹿醬 酸益

苗 圖經曰葉似水莨及薇銜花黃根紫色叢生臭如陳敗豆醬之氣故以爲名耳 陶隱居云葉似稀薟根似柴胡

地 圖經曰生江夏川谷今江東亦有之 道地江寧府

時 生春生苗 採七月八月十月取根

收 暴乾

用 根

質 根類柴胡

色 紫

味　苦鹹

性　平微寒洩

氣　味厚於氣陰中微陽

臭　臭

主　癰腫風痹

行　手厥陰經足少陰經

製　雷公云凡使收得後便麤杵入甘草葉相拌對蒸從巳至未出焙乾去甘草葉取用

治療藥性論云除毒風㾱痺破多年凝血能化膿爲水及產後諸病止腹痛除疹煩渴日華子云療赤眼障膜努肉聤耳血氣心腹痛破癥結產前後諸疾催生落胞血暈排膿補瘻鼻洪吐血赤白帶下瘡痍疥癬丹毒別錄云蠼螋尿繞腰者煎汁塗之差

合合薏苡仁附子治腹癰腹有膿者

草之草

白鮮無毒　植生

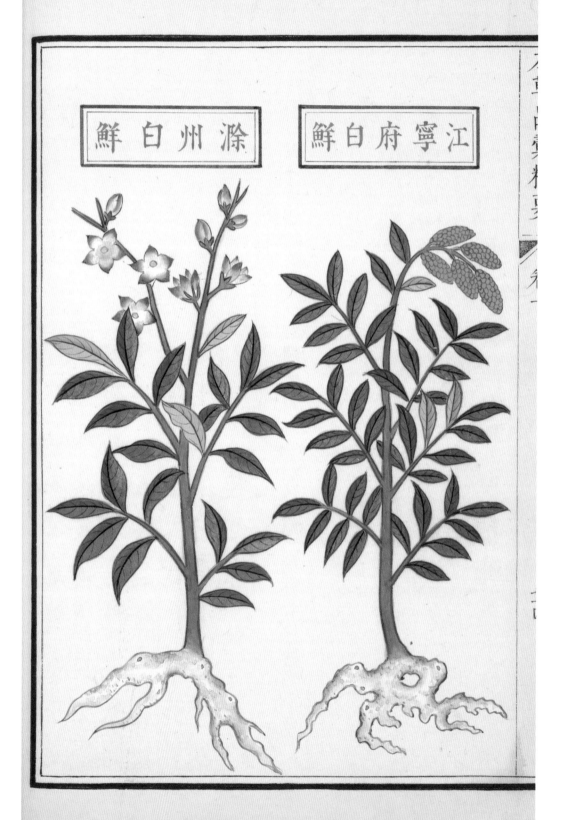

江寧府白鮮

滁州白鮮

白鮮 出神農本經 主頭風黃疸欬逆淋瀝女子陰中腫痛濕痹死肌不可屈伸起止行步以上朱字神農本經療四肢不安時行腹中大熱飲水欲走大呼小兒驚癇婦人產後餘痛以上黑字名醫所錄

名 白羊鮮　白羶　金雀兒椒　地羊羶

苗 圖經曰苗高尺餘莖青葉稍白如槐亦似茱萸夏開花淡紫色似小蜀葵根似蔓菁皮黃白而心實其氣羶似羊故名地羊羶也

地 圖經曰生上谷川谷及寃句今河中潤州皆有 道地 江寧府滁州蜀中

時 生 春生苗 採 四月五月取根又云宜二月取差晚則虛惡

收 陰乾

用 根上皮

質 類牡丹皮而白

色 白

味 苦鹹

性 寒洩

氣 味厚於氣陰也

臭 羶

主 濕痹風瘡

反 惡螵蛸桔梗茯苓萆薢

治 療圖經曰鼠瘻已有口膿血出者煑汁服一升當吐鼠子愈藥性論云去一切熱毒惡風風瘡疥癬赤爛眉髮脫脆皮肌急壯熱惡寒解熱黃酒黃穀黃勞黃日華子云通關節利九竅及血脉并一切風痹筋

骨弱乏通小腸水氣
天行時疾頭痛眼疼

草之草

酸漿 無毒附根子　植生

酸漿

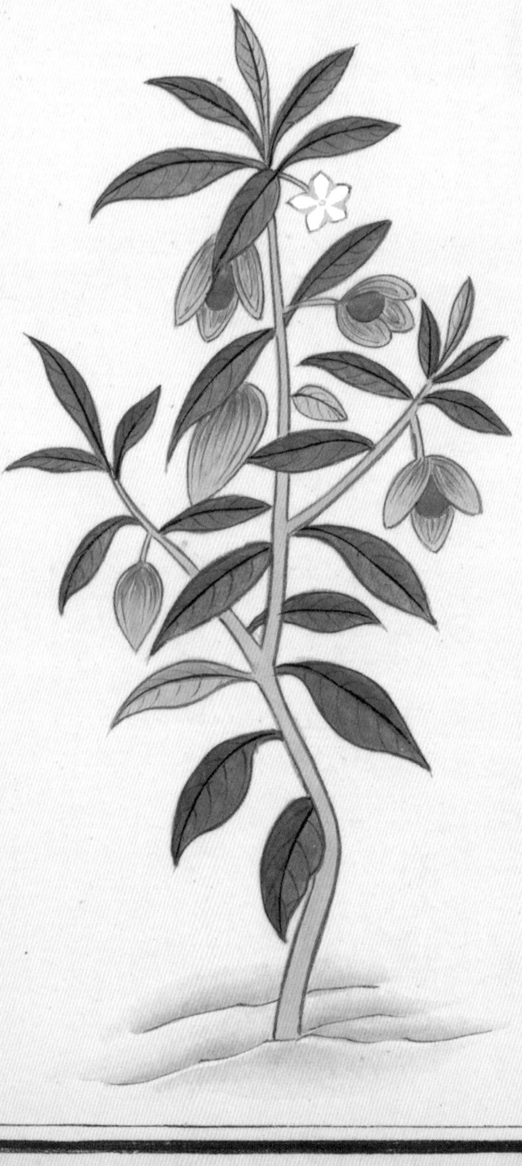

酸醬主熱煩滿定志益氣利水道產難吞其實立產神農本經

名 醋漿 苦葴鍼音 葴寒漿

苗 圖經曰苗似水茄而小葉亦可食實作房如囊囊中有子如梅李大皆赤黃色根似菹芹色白絕苦爾雅所謂葴寒漿郭璞注云今酸漿草江東人呼爲苦葴是也衍義曰苗如天茄子開小白花結青殼熟則深紅殼中子大如櫻亦紅色櫻中腹有細子如落蘇子食之有青草氣此即苦蘵也又一種三葉酸漿草生人家園林亭檻中著地開黃花味酸亦入藥用

地　圖經曰生荆楚川澤及人家田園中今處處有之

時　生春生苗　採五月五日取根

收　陰乾

用　葉根實

色　莖青根白

味　酸苦

性　平寒

氣　味厚於氣陰也

臭　腥

主　除熱催生泄水

製　擣汁用

治　療陶隱居云實小兒食之能除熱亦主黃病別錄云根擣汁治黃病

合　三葉酸漿草陰乾爲末空心合酒下三錢匕治婦人赤白帶下○三葉酸漿草淨洗研絞自然汁合酒各一合令溫煖空心服之治卒患諸淋遺瀝不止小便赤澀疼痛

草之草

鬱金香 無毒

叢生

鬱金香

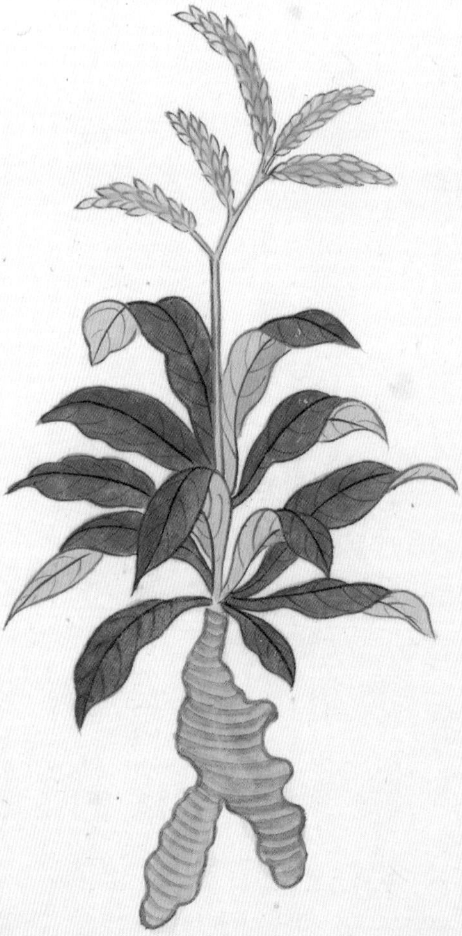

鬱金香主蠱野諸毒心氣鬼疰鵶鶻等臭

名醫所錄

苗 圖經曰陳氏云其香十二葉爲百草之英按魏畧云二月三月有花狀如紅藍陳藏器云鬱金香平入諸香藥用之說文鬱金芳草也十二葉爲貫將以煮之用爲瑩爲百草之英合而釀酒以降神也

地 圖經曰生秦國

時 生春生苗 採四月五月取莖葉

收 暴乾

用 花莖葉

質 花類紅藍

色 黃

味 苦

性 温洩

氣 氣厚於味陽中之陰

臭 香

主 除一切臭

治 療 陳藏器云 除心腹間惡氣鬼疰

一十二種陳藏器餘

兠納香味甘温無毒去惡氣温中除暴冷

廣志云生剽國魏略曰大秦國出兠納香

海藥云

謹按廣志云生西海諸山味辛平無毒主惡瘡腫瘻止痛生肌並入膏用燒之能辟遠近惡氣帶之夜行壯膽安神與茅香𣘙枝合爲湯浴小兒則易長

風延母味苦寒無毒小兒發熱發强驚癇寒熱熱淋解煩利小便明目主蚘犬毒惡

瘡癰腫黃疸並煑服之細葉蔓生纓繞草
木南都賦云風衍蔓延於衡臯是也
海藥云謹按徐表南州記生南海山野中主三消五淋下痰小兒赤白
毒痢蛇毒瘴溪等毒一切瘡腫並煎服祇出南中諸無所出也
耕香味辛溫無毒主臭鬼氣調中生烏滸
國南方草木狀曰耕香莖生細葉
大瓠藤水味甘寒無毒主煩熱止渴潤五
臟利小便藤如瓠斷之水出生安南太康

地記曰朱崖儋耳無水處種用此藤取汁用之

海藥云謹按太原記生安南朱崖上彼無水惟大瓠中有天生水味甘冷香美主解大熱止煩渴潤五臟利水道彼人造飲饌皆瓠邑

筋子根味苦溫無毒主心腹痛不問冷熱遠近惡鬼氣注刺痛霍亂蠱毒暴下血腹冷不調酒飲磨服生四明山苗高尺餘葉圓厚光潤冬不凋根大如指亦名根子

土芋味甘寒小毒解諸藥毒生研水服當吐出惡物盡便止煑食之甘美不饑厚人腸胃去熱嗽蔓如豆根圓如卵鶗鴂食後彌吐人不可食

優殿味辛溫去惡氣溫中消食生安南人種爲茹南方草木狀曰合浦有優殿人種之以豆醬汁食芳香好味

土落草味甘溫無毒主腹冷疼氣痃癖作

煎酒亦搗絞汁溫服葉細長生嶺南山谷

土人服之

獐菜豬孝切味辛溫無毒主冷氣腹內久寒

食飲不消令人能食字林曰獐辛菜南人

食之去冷氣

必似勒味辛溫無毒主冷氣胃閉不消食

心腹脹滿生崑崙似馬藺子

胡面莽味甘溫去痃癖及冷氣止腹痛煑

之生嶺南葉如地黃

海藴味鹹寒無毒主癭瘤結氣在喉間下水生大海中細葉如馬尾似海藻而短也

本草品彙精要卷之十

本草品彙精要卷之十一

草部中品之中

一十三種神農本經朱字

九種名醫別錄黑字

六種唐本先附注云唐附

六種宋本先附注云宋附

一種今分條

一十種陳藏器餘

已上總四十五種

內五種今增圖

紫參　藁本（實附）　石韋（石皮瓦韋附）

萆薢　杜蘅　白薇

菝（蒲八切）葜（棄八切葉附）　大青　女萎（唐附）

石香葇（宋附）　艾葉（實附）　鼠黏子（葉附舊名惡實）

水萍　王瓜　地榆

大薊　小薊（原附大薊下今分條并增圖）　海藻（石帆水松馬藻附）

金釵股　博落廻　毛建草

數低　仰盆　離鬲草

盧藥

本草品彙精要卷之十一

草部中品之中

草之草

紫參 無毒

植生

滁州紫參

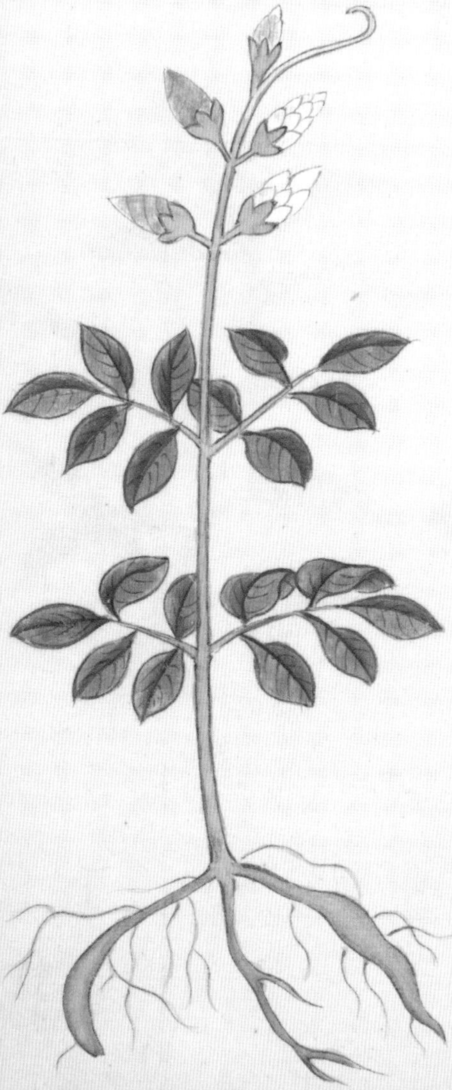

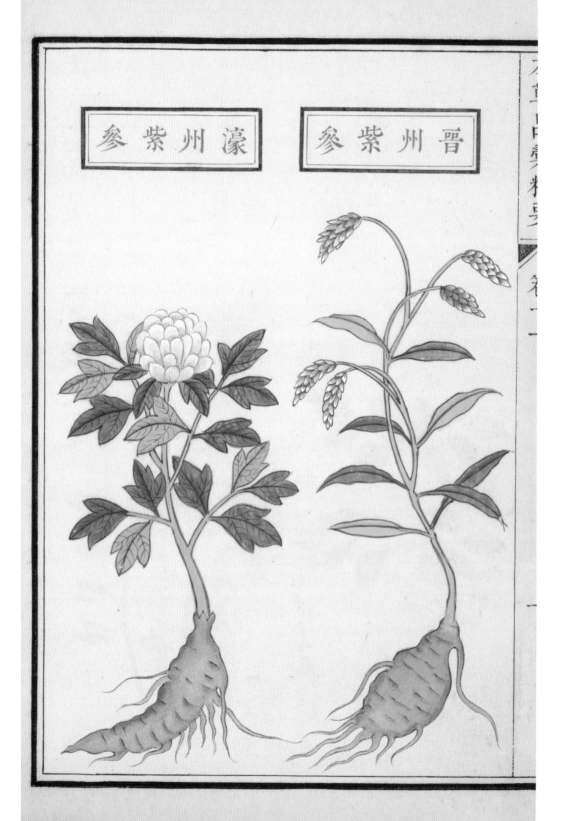

晉州紫參

濠州紫參

眉州紫參

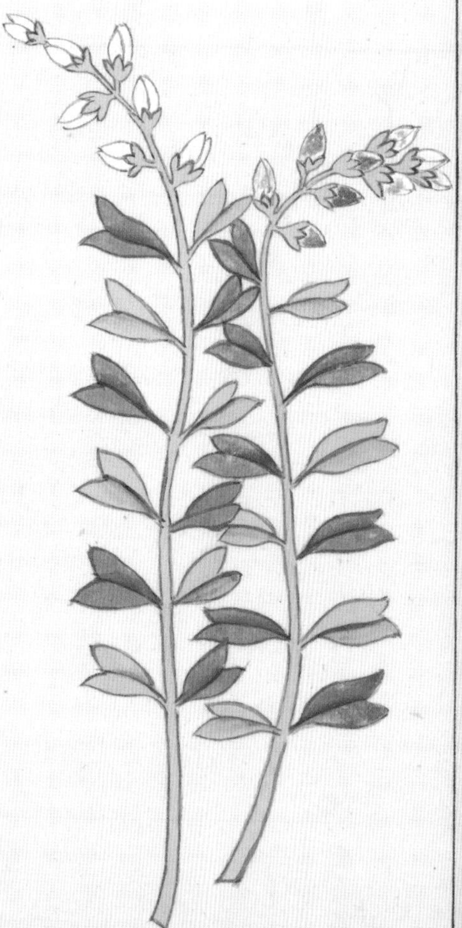

紫參出神農本經主心腹積聚寒熱邪氣通九竅利大小便以上朱字神農本經療腸胃大熱唾血衄血腸中聚血癰腫諸瘡止渴益精以上黑字名醫所錄

名　牡蒙　衆戎　童腸　馬行

苗　圖經曰苗長一二尺莖青而細葉亦青似槐葉亦有似羊蹄者五月開花白色似葱花亦有紅紫色似水葒者根皮紫黑肉紅白色如地黃狀　別錄云一種團聚而生根黃赤有文皮黑中紫五月華紫赤其實黑大如豆

地　圖經曰生河西及兗句山谷今河中解齊淮蜀州郡皆有之　道地　滁州濠州眉州蒲州晉州

時　生　春初生苗
採　三月六月取實

收　曬乾

用 根脂潤者爲好

質 類人參而團聚

色 紫

味 苦辛

性 寒微寒

氣 氣之薄者陰中之陽

臭 香

主 心腹堅脹

【反】畏辛荑

【製】火炙令紫

【治】療 藥性論云散瘀血去心腹堅脹婦人血閉不通

【合治】以半斤用水五升煎二升內甘草二兩煎取半升分三服療痢

草之草

藁本 無毒 植生

并州藁本

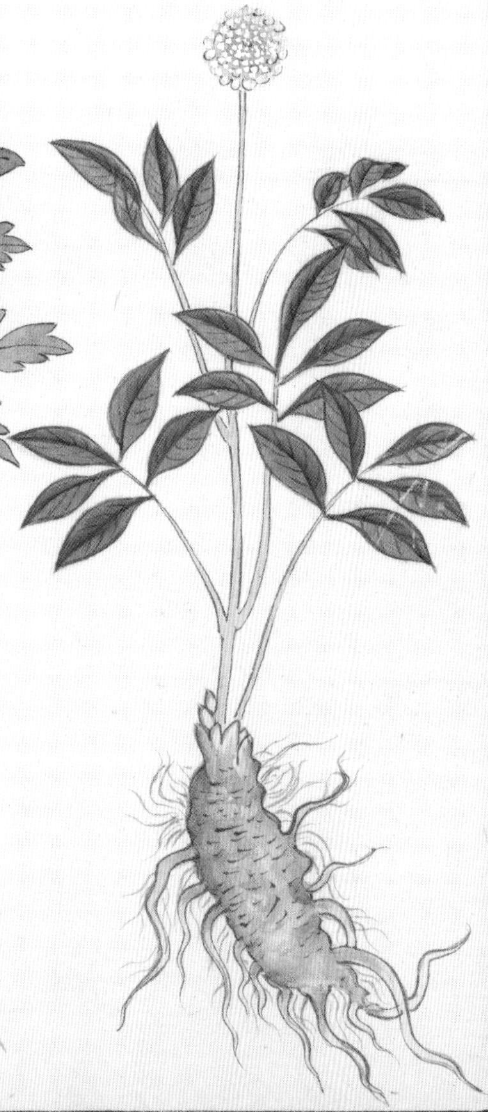

寧化軍藁本

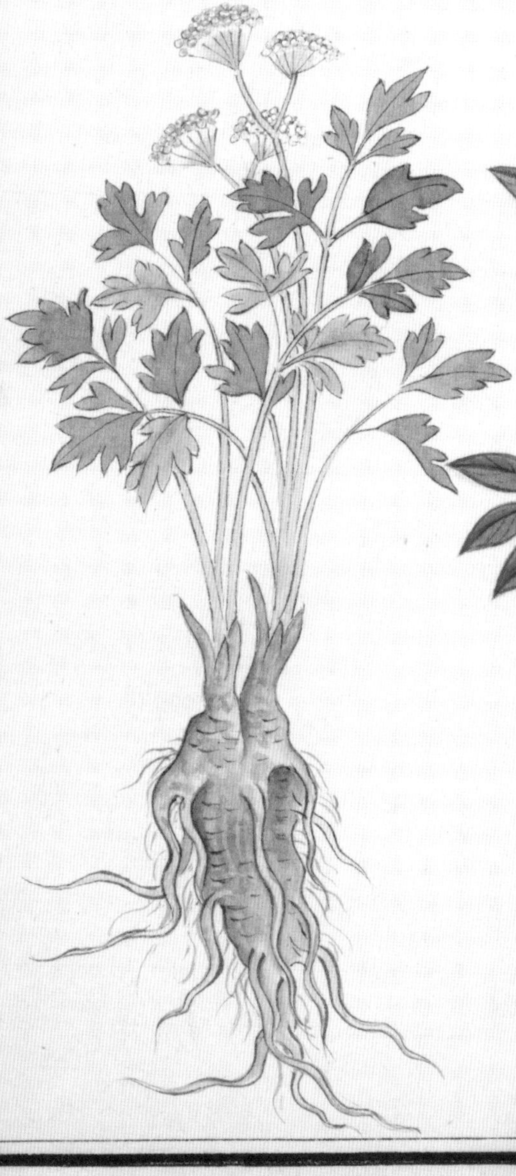

威勝軍藁本

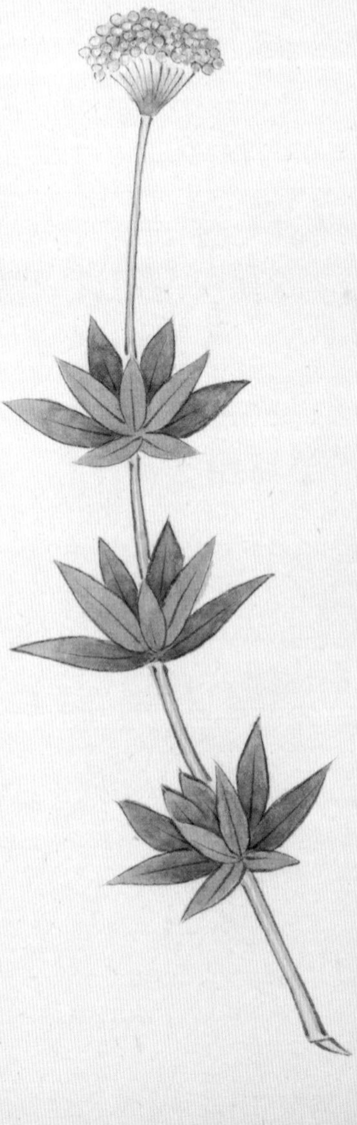

藁本出神農本經主婦人疝瘕陰中寒腫痛腹中急除風頭痛長肌膚悅顏色以上朱字神農本經辟霧露潤澤療風邪嚲曳金瘡可作沐藥面脂○實主風流四肢以上黑字名醫所錄

【名】鬼卿　地新　微莖

【苗】圖經曰葉似白芷香如芎藭但芎藭似水芹而大藁本葉細耳五月有白花七八月結子根上苗下似禾藁故以爲名也陶隱居云俗中皆用芎藭其根鬚形氣乃相類桐君藥錄言芎藭苗似藁本論說花實皆不同所生處又異今東山別有藁本形氣甚相似惟長大爾

【地】圖經曰生崇山山谷西川河東州郡兗州杭州唐本注云出宕州者爲勝

道地：并州威勝軍寧化軍

【時】生：春生苗

採：正月二月取根

【收】暴乾三十日
【用】根麄大者爲好
【色】黑
【味】辛苦
【性】温散
【氣】氣厚味薄陽也【丹溪云】陽中微陰
【臭】香
【主】風邪頭疼

【行】足太陽經

【反】畏青葙子惡藺茹

【製】去蘆水浸潤剉用

【治】療藥性論云治一百六十種惡風鬼疰流入腰痛冷能化小便通血去頭風䵟皰日華子云療癎疾并皮膚疵皯酒齇粉刺湯液本草云太陽經風藥逐寒邪結鬱於本經治頭痛腦痛大寒犯腦令人腦痛齒亦痛并巔頂痛

【合】合木香療霧露之氣○合白芷作面脂藥

草之草

石韋 無毒 附瓦韋 叢生

海州石韋

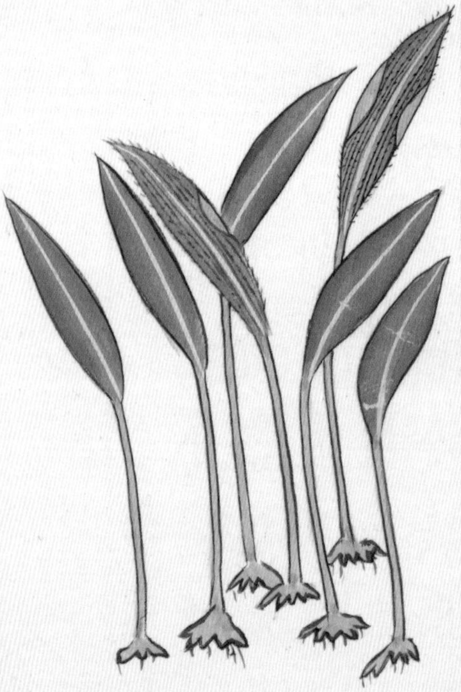

石韋 出神農本經 主勞熱邪氣五癃閉不通利

小便水道 以上朱字神農本經 止煩下氣通膀胱滿

補五勞安五臟去惡風益精氣以上黑字名醫所錄

名 石韀之夜切 石皮

苗 圖經曰叢生石上葉如柳葉背有毛而斑點如皮故名石韋 唐本注云生石傍陰處不蔓延福建一種三月有花採葉煎湯浴之主風有生於古瓦屋上者謂之瓦韋

地 圖經曰生華陰山谷及晉絳滁福州江寧府皆有之 陶隱居云建平今處處有之生山谷石上 道地 海州

時 生 春生苗
採 二月取葉以不聞水及人聲者良

收 陰乾

用 葉

質 類椰葉而長大

色 綠

味 苦甘

性 平泄

氣 味厚於氣陰中之陽

臭 朽

【主】補勞利水

【助】絡石杏仁爲之使得菖蒲良

【製】去黃毛微炙

【治】【療】【藥性論云】除勞及主五淋胞囊結熱不通膀胱熱滿【日華子云】治淋瀝遺溺

【合】炒末合酒調服療發背

【禁】誤用葉上黃毛射人肺令人欬不可療

草之草

萆薢　無毒

蔓生

典元府萆薢

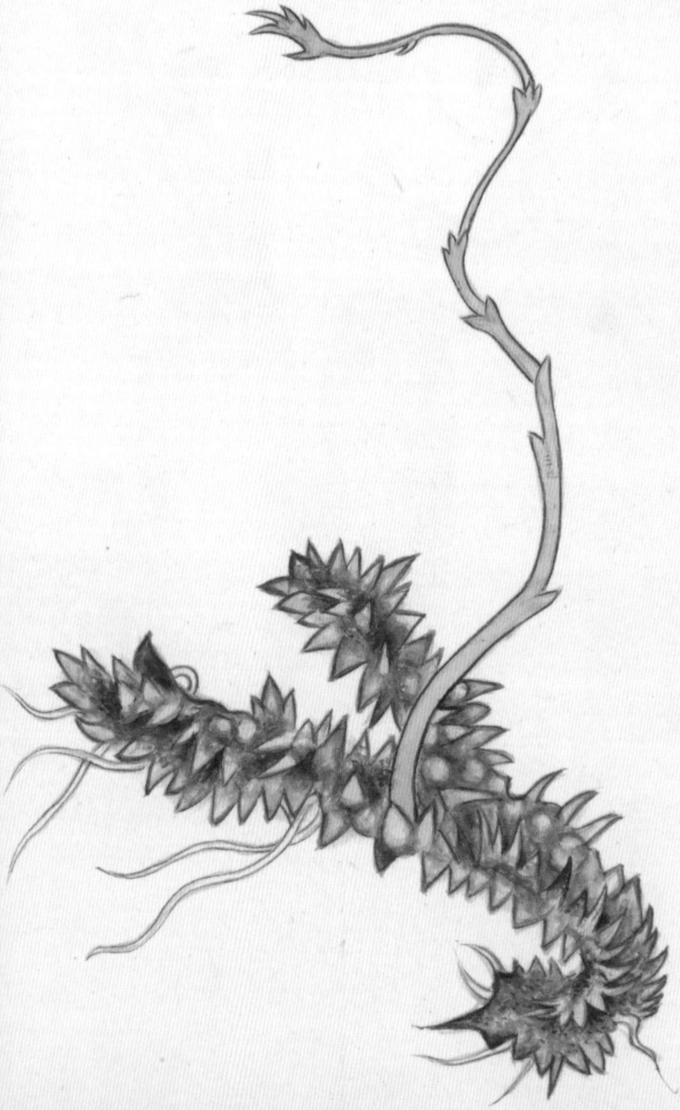

荊門軍萆薢

成德軍萆薢

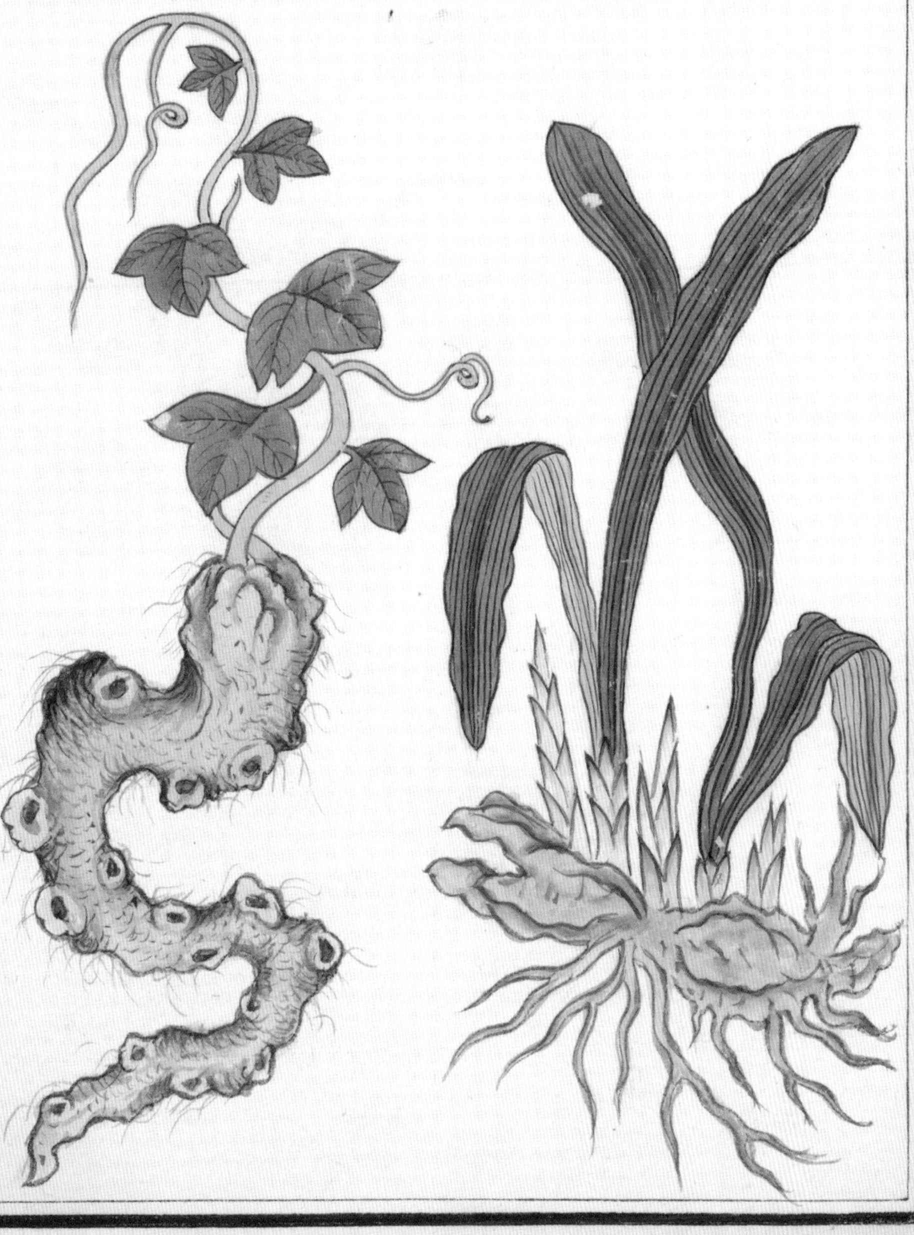

邛州萆薢

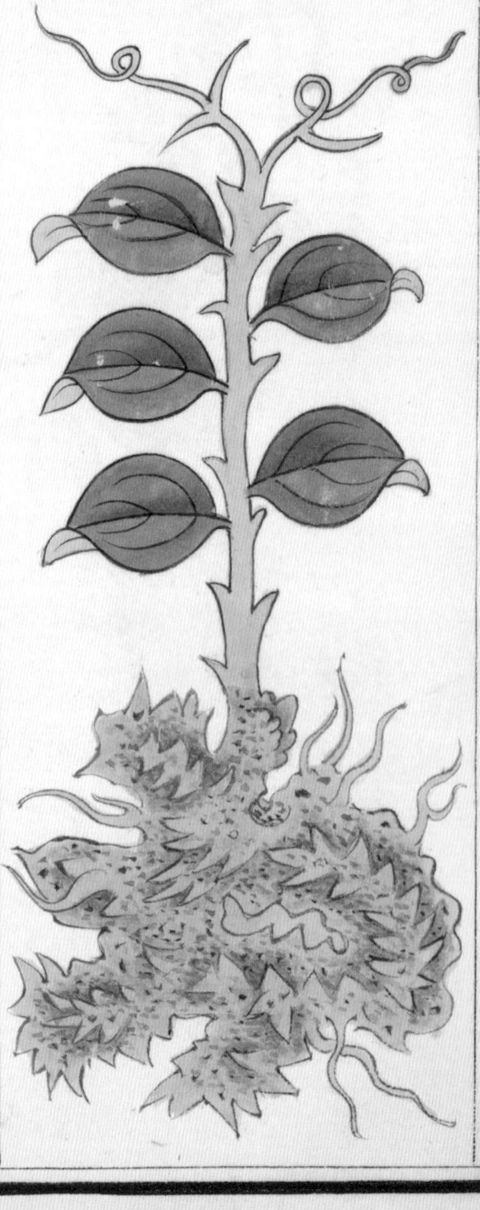

萆薢 出神農本經 主腰背痛強骨節風寒濕周痹惡瘡不瘳熱氣 以上朱字神農本經 傷中恚怒陰痿失溺關節老血老人五緩 以上黑字名醫所錄

名 赤節 白菝葜

苗 〔圖經曰〕根黃白色多節大三指許苗葉俱青作蔓生葉作三叉似山芋又似菉豆葉花有黃紅白數種亦有無花結白子者舊說此藥有二種莖有刺者根白實無刺者根虛輭以輭者爲勝今成德軍所産者根亦如山芋體硬其苗引蔓葉似蕎麥子有三稜〔陶隱居云〕亦似菝葜而小異根大不甚有角節其色小淺耳

地 〔圖經曰〕出眞定山谷今河陝及荊蜀諸郡〔陶隱居云〕今處處有之〔道地〕興元府卭州荊門軍成德軍

時 〔生〕春生苗 〔採〕二月八月取根

收 暴乾

用 根

質 類菝葜而有鬚

色 黃白

味 苦甘

性 平緩

氣 味厚於氣陰中之陽

臭 香

主 諸痹強筋骨

助 薏苡爲之使

反 畏葵根大黃茈胡牡蠣前胡

製 細剉用

治 療 藥性論云治冷風癱痹腰脚不遂手足驚掣男子腎腰痛久冷是腎間有膀胱宿水 日華子云治癱緩軃風頭旋癇疾中風失音効

補 日華子云壯水臟堅筋骨益精明目

合治 合杜仲末温酒調服療丈夫腰脚痹緩急行履不穩 ○ 合淨貫衆等分爲

末名如聖散空心酒調
服二錢治腸風痔漏

贗 菝葜爲僞

草之草

杜蘅 無毒 散生

杜蘅

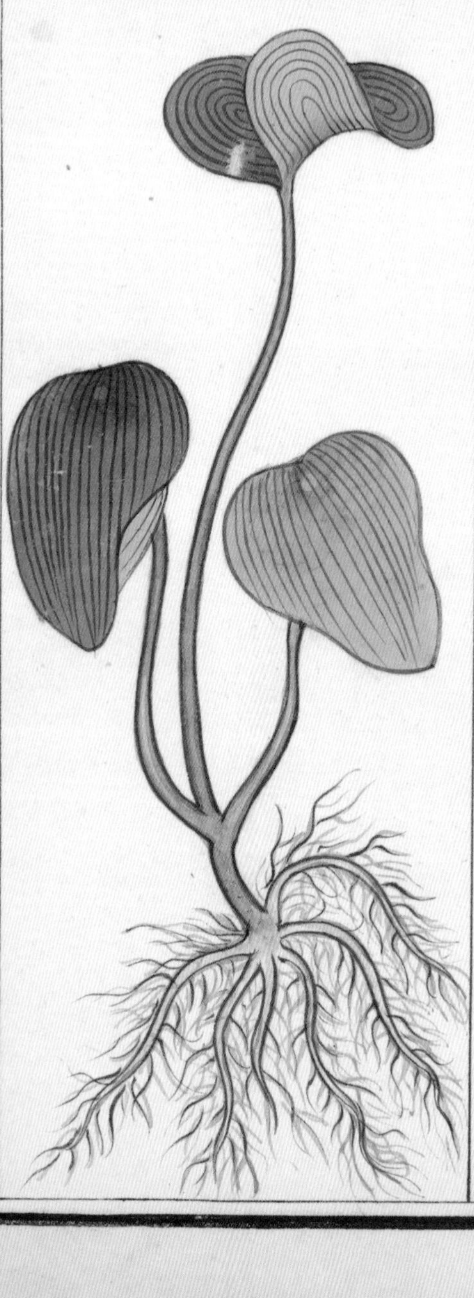

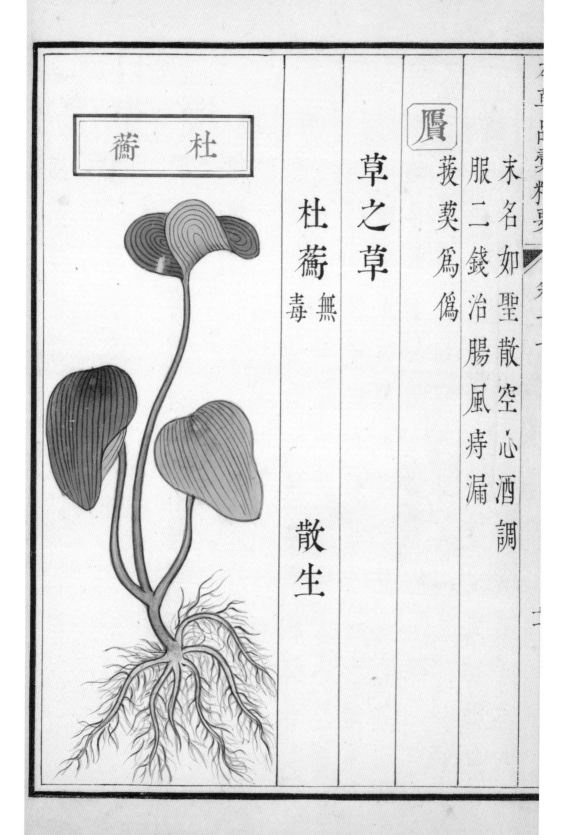

杜蘅主風寒欬逆香人衣體名醫所錄

【名】馬蹄香

【苗】【圖經曰】苗葉都似細辛惟香氣小異而根亦麄黃白色葉似馬蹄故名馬蹄香山海經云天帝之山有草狀如葵其臭如蘼蕪食之可以已癭郭璞注云帶之可以走馬或曰馬得之而健走也今人作浴湯及衣香甚佳【衍義曰】杜蘅用根似細辛但根色白葉如馬蹄之下市者往往亂細辛須如此别之爾雅以謂似葵而香是也將杜蘅與細辛相對便見眞僞況細辛惟出華州者良杜蘅其色黃白拳局而脆乾則作團

地　圖經曰生江淮間及水澤下濕地今處處皆有之

時　生春生苗　採三月三日取根

收　暴乾

用　根

質　類白薇細小而拳促

色　白

味　辛

性　温散

【氣】氣之厚者陽也

【臭】香

【主】氣奔喘促消痰飲

【製】去蘆梗葉弃洗去土剉用

【治】【療藥性論云】破留血及項間瘤癭

【贋】及巴爲僞

草之草

白薇 無毒 植生

滁州白薇

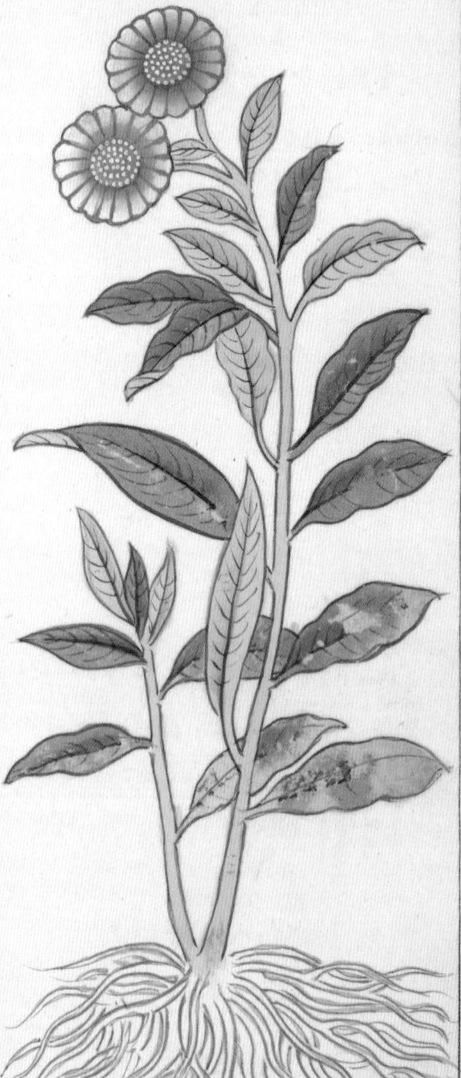

白薇出神農本經主暴中風身熱肢滿忽忽不知人狂惑邪氣寒熱酸疼溫瘧洗洗發作有時以上朱字神農本經療傷中淋露下水氣利陰氣益精久服利人以上黑字名醫所錄

【名】白幕　薇草　春草　骨美

【苗】【圖經曰】莖葉俱青頗類栁葉六七月開紅花八月結實根黄白色類牛膝而短小者是也

【地】【圖經曰】生平原川谷今陝西諸郡及舒潤遼州亦有之【陶隱居云】近道處處有之【道地】滁州

【時】【生】春生苗【採】三月三日取根

【收】陰乾

【用】根

質　類牛膝而短細

色　黃白

味　苦鹹

性　平大寒

氣　味厚於氣陰中之陽

臭　香

主　風狂溫瘧

反　惡黃耆大黃大戟乾薑乾漆山茱萸大棗

製 雷公曰以糯米泔汁浸一宿至明取出去鬚了於榥砧上細剉蒸從巳至申出用

治 療陶隱居云治驚邪疰病藥性論云主百邪鬼魅

草之木

菝葜無毒 植生

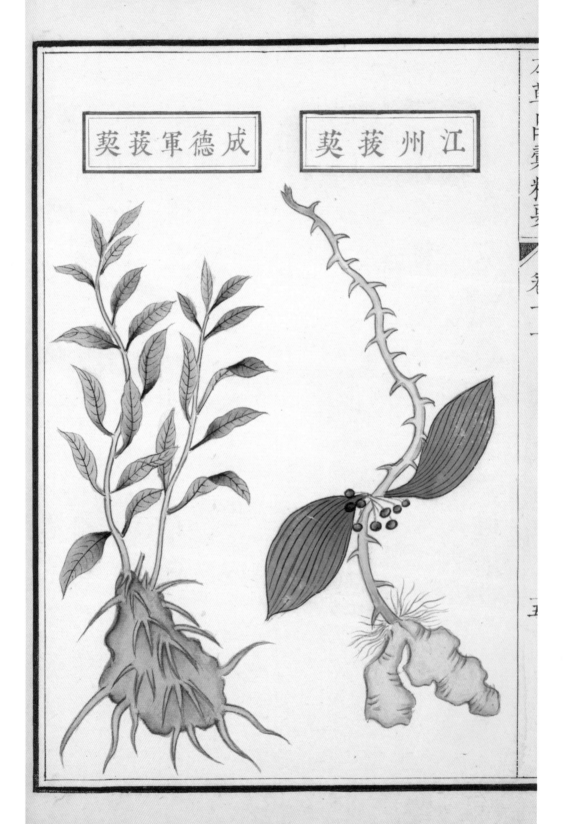

江州菝葜

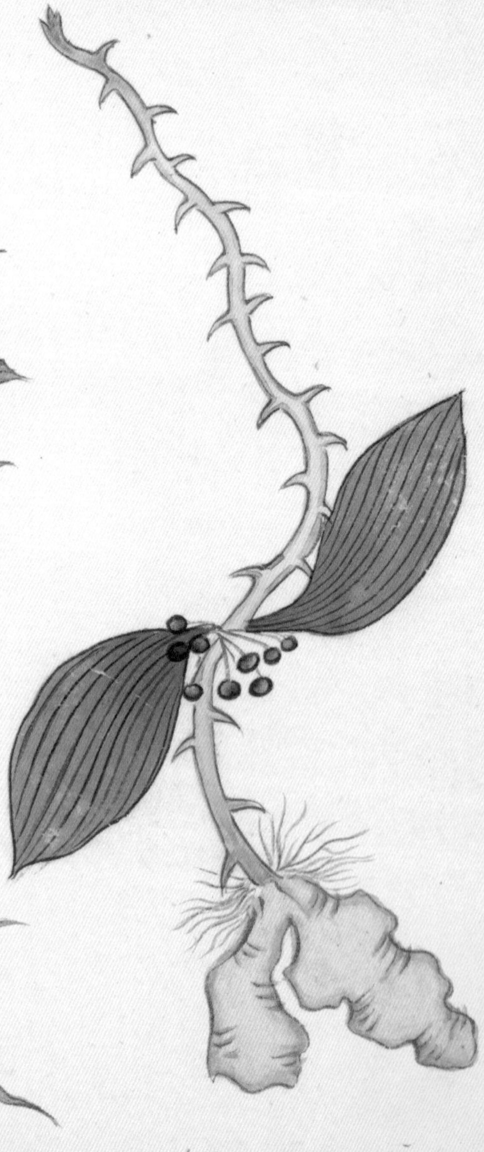

成德軍菝葜

海州菝葜

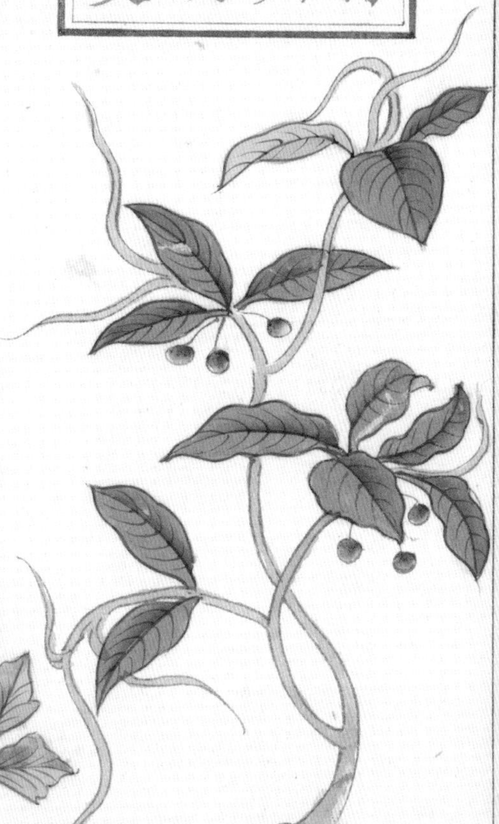

江寧府菝葜

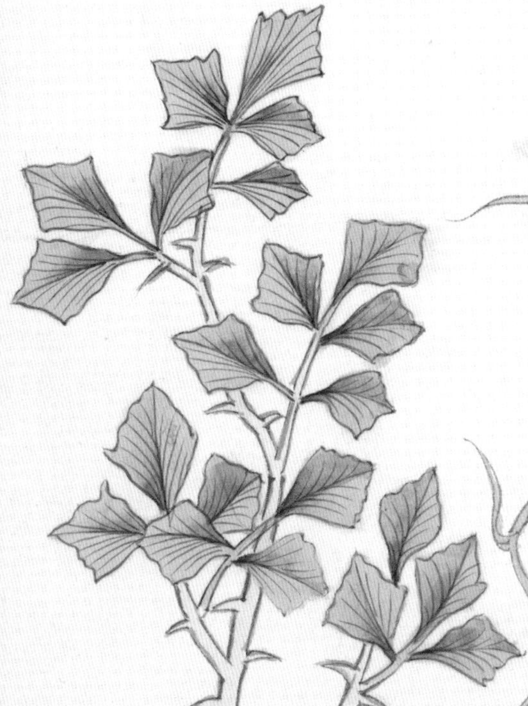

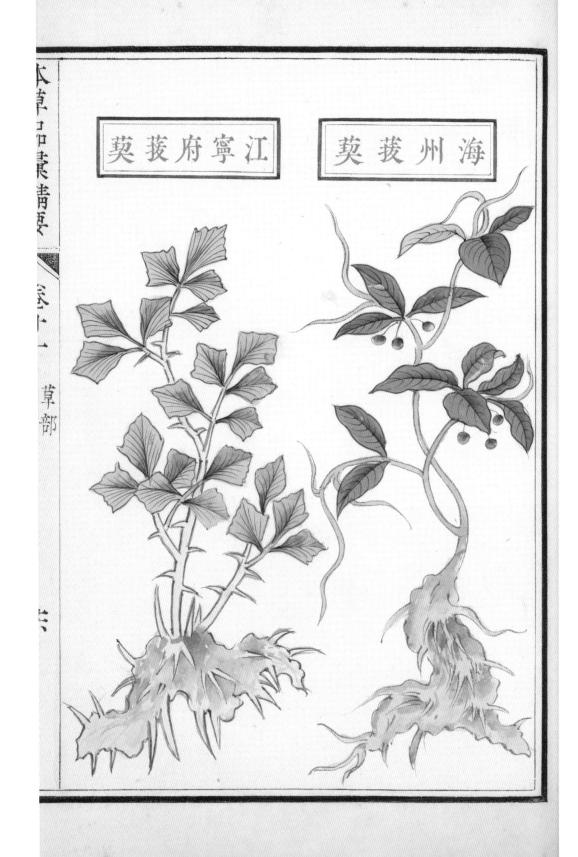

菝蒲八切**葜**棄八切 **主腰背寒痛風痹益血氣止小便利**名醫所錄

【名】金剛根　王瓜草

【苗】圖經曰苗莖成蔓長二三尺有刺其葉如冬青烏藥葉又似菱葉差大秋生黃花結黑子大如櫻桃許其根作塊赤黃色江浙人呼爲金剛根是也

【地】圖經曰生山野近京及江浙州郡多有之道地成德軍海州江州江寧府

【時】生春生苗　採二月八月取根

【收】暴乾

用　根結塊者爲好

質　類萆薢

色　黃褐

味　甘

性　溫平緩

氣　氣厚於味陽中之陰

臭　朽

主　散腫毒益血氣

治 療 日華子云治時疾瘟瘴○葉治風腫止痛

合治 葉合鹽擣傅撲損惡瘡○合米釀酒療風毒脚弱痹滿上氣

草之草

大青 無毒　叢生

信州大青

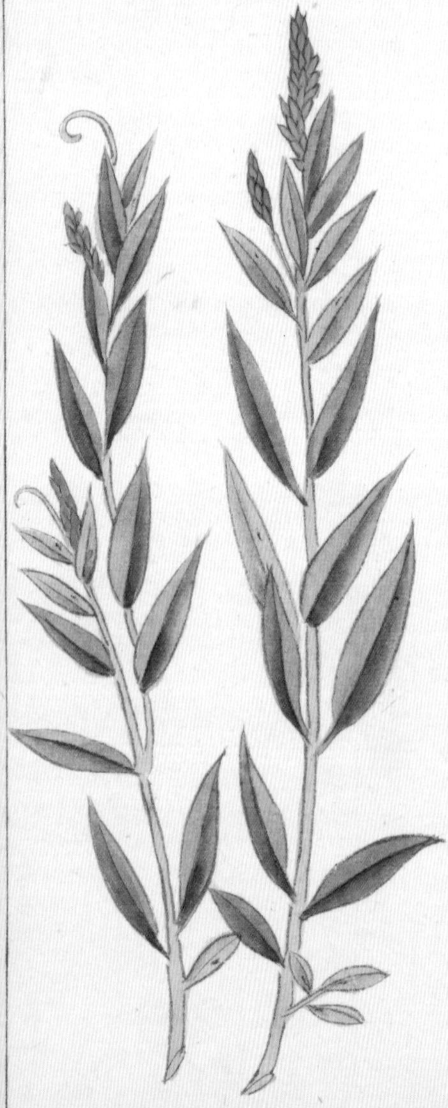

大青主療時氣頭痛大熱口瘡 名醫所錄

苗 圖經曰春生莖長尺許青紫色苗葉
似石竹花紅紫色似馬蓼亦似芫花
而根黃
色耳

地 圖經曰生江東州郡及荊南眉蜀濠
淄諸州皆有之 道地 信州

時 生 春生苗
採 三月四月取莖葉

收 陰乾

用 莖葉

質 類馬蓼

色　青紫

味　苦

性　大寒

氣　氣薄味厚陰也

臭　腥

主　時行熱疾

治　療陶隱居云治傷寒時行熱毒藥性論云去大熱并温疫寒熱日華子云療熱風心煩悶渴疾口乾小兒身熱疾風天行熱疾兼塗署腫毒

【合治】入葛根湯服療傷寒頭痛身強腰脊痛

【解】金石藥毒

草之走

女萎無毒　蔓生

女萎

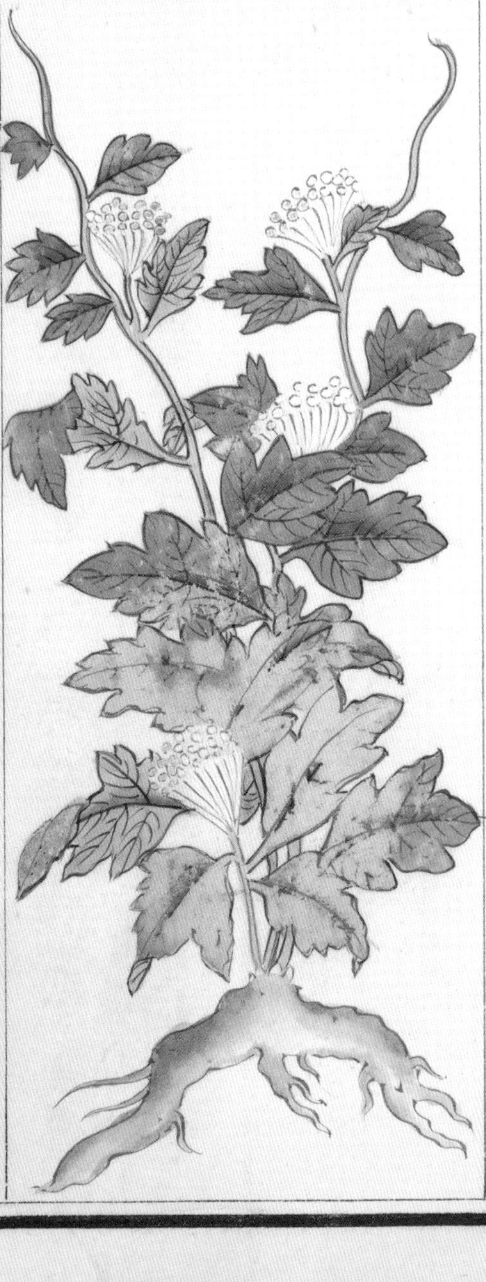

女萎主風寒洒洒霍亂洩痢腸鳴遊氣上下無常驚癇寒熱百病出汗李氏本草云止下消食名醫所錄

名 蔓楚

苗 唐本注云蔓生葉似白歛花白子細荊襄之間名為蔓楚是也

地 唐本注云出荊襄之間

時 生初春生苗　採二月取莖

收 陰乾

【用】苗

【色】青

【味】辛

【性】温散

【氣】氣之厚者陽也

【臭】香

【主】霍亂驚癎

【製】雷公云凡使去頭并白蘂槐砧上剉拌豆淋酒蒸從巳至未出焣令乾用

草之草

石香葇 無毒 叢生

石香葇

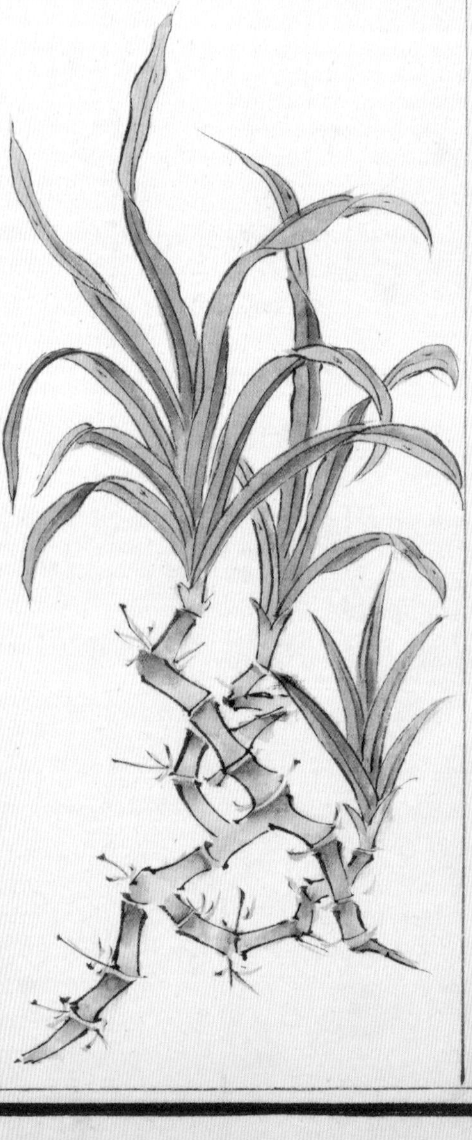

石香葇主調中溫胃止霍亂吐瀉心腹脹滿臍腹痛腸鳴 名醫所錄

名 石蘇

苗 圖經曰苗葉類萱草根似石菖蒲生山巖石縫中 衍義曰石香葇處處有之不必山巖石縫中但山中臨水附崖處或有之九月十月尚有花

地 圖經曰生蜀郡陵榮資簡州及南中今處處有之

時 生春生苗 採二月八月取莖

收 陰乾

用 莖花實

色 青綠

味 辛

性 温散

氣 氣之厚者陽也

臭 香

主 調中温胃

草之草

艾葉 無毒 叢生

明州艾葉

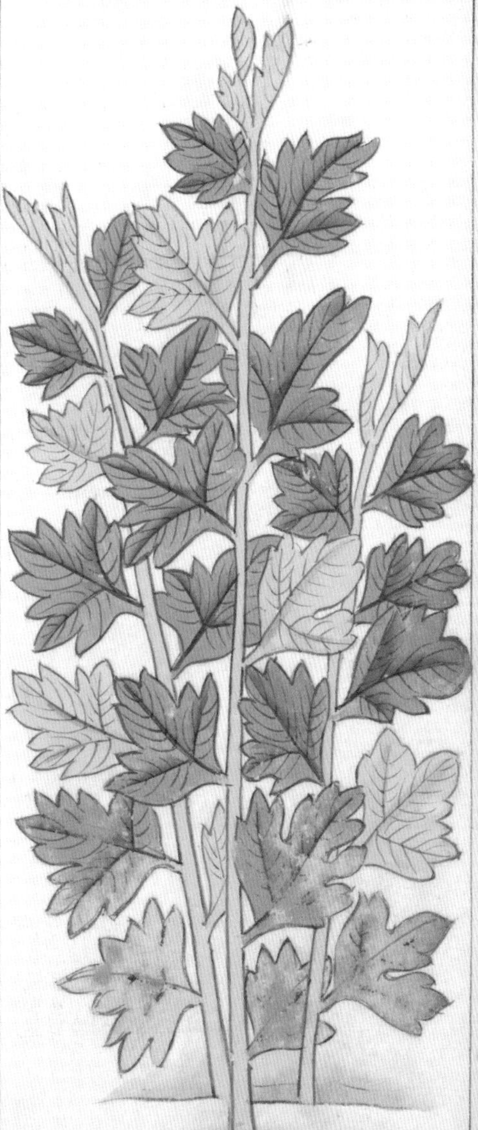

艾葉主灸百病可作煎止下痢吐血下部䘌瘡婦人漏血利陰氣生肌肉辟風寒使人有子名醫所錄

名 冰臺 醫草

【苗】【圖經曰】初春布地生苗莖類蒿而葉背白甚香灸百病尤勝用之以苗短者爲佳

【地】【圖經曰】生田野今處處有之【道地】蘄州明州

【時】【生】春生苗【採】三月三日五月五日取葉

【收】暴乾作煎勿令見風

【用】葉實

【質】類菊葉而背白有毛

【色】青白

味 苦

性 微温泄

氣 味厚於氣陰中之陽

臭 香

主 灸百病止崩血

製 去枝梗搡如絮用

治 療 圖經曰生搗汁止心腹惡氣熟用塌金瘡及中風掣痛不仁不隨 陶隱居云止傷血并殺蚘蟲 唐本注云主下血及膿血痢 藥性論云止

崩血安胎除腹痛○實主明目并一切鬼氣日華子云葉止霍亂轉筋并心痛鼻洪及帶下湯液本草云溫胃別錄云治傷寒時氣溫病頭痛壯熱脉盛煑服

補圖經曰補虛羸日華子云實壯陽助水臟强腰膝暖子宮

合合醋煎療癖及赤白痢下并臟痔瀉血○實合乾薑末密丸如梧桐子大服療一切冷氣鬼邪毒氣最去惡氣

草之草

鼠黏子無毒　植生

蜀州鼠黏子

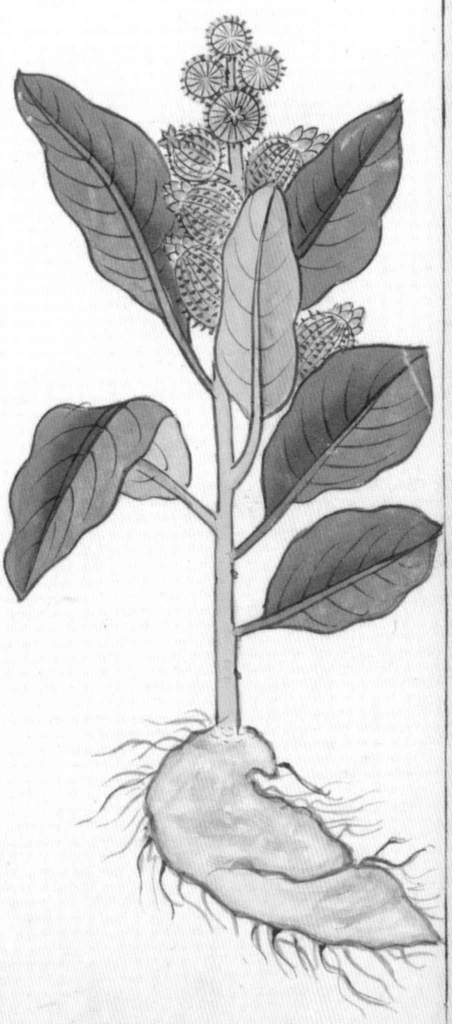

鼠黏子主明目補中除風傷○根莖療傷寒寒熱汗出中風面腫消渴熱中逐水久服輕身耐老名醫所錄

名 牛旁子 惡實 根 蝙蝠刺 牛菜

苗 圖經曰葉如芋而長實似葡萄核而褐色外殼如栗梂小而多刺鼠過之則綴惹之不可脫故謂鼠黏子亦如羊負來之義也根有極大者作菜茹益人衍義曰惡實是子也今謂之牛蒡子在蒡中蒡上有細鈎多至百十未去蒡時又謂之鼠黏子根長一二尺麤如拇指謂之牛菜本爲一物而根實之名不同耳

地 圖經曰生魯山平澤今處處有之道地蜀州

時 生春生葉夏結實 採秋後取子冬月取根

收 暴乾

用 根實莖

質 實類柏子而匾

色 黑褐

味 辛

性 平散

氣 氣之薄者陽中之陰

臭 香

主 咽喉痛瘡瘍毒

行 通十二經脉

製 雷公云用子淨揀勿令有雜子凡用以酒拌蒸待上有白霜拭去焙乾別搗如粉入藥○用根以竹刀或荊刀刮去皮去蒸暴之

治 療唐本注云子除諸風癥瘕冷氣吞一枚可出癰疽頭○根主牙齒疼痛勞瘧脚緩弱風毒癰疽咳嗽傷肺肺癰疝瘕積血藥性論云根主面目煩悶四肢不健通十二經脉洗五臟惡氣陳藏器云子消風毒腫諸瘻○葉搗傳杖瘡不膿辟風湯液本草云子利咽膈潤肺散氣別錄云子散肢節筋骨煩熱毒○根搗汁療時氣餘熱不退煩躁發

渴四肢無力不能飲食○莖葉取汁夏月多浴去皮間習習如蟲行風洗了慎風少時并消一切腫毒

補藥性論云根作菜食令人身輕

子末浸酒任性服多少除諸風明目利腰脚

合○合馬藺子療喉痹○合荊芥穗等分療瘡疱將出如瘡瘮已出服之亦妙○合浮萍薄荷等分療皮膚風熱遍身生癮瘮○合荊芥炙甘草療風壅痰涎多唾咽膈不利○根搗汁合蜜服療中暴風○莖葉搗取濃汁合無灰酒鹽花煻火煎成膏摩療風頭及腦掣痛不可禁者亦主時行頭痛

禁用根須蒸暴乾不爾令人吐

解丹石毒

草之走

水萍無毒　浮生

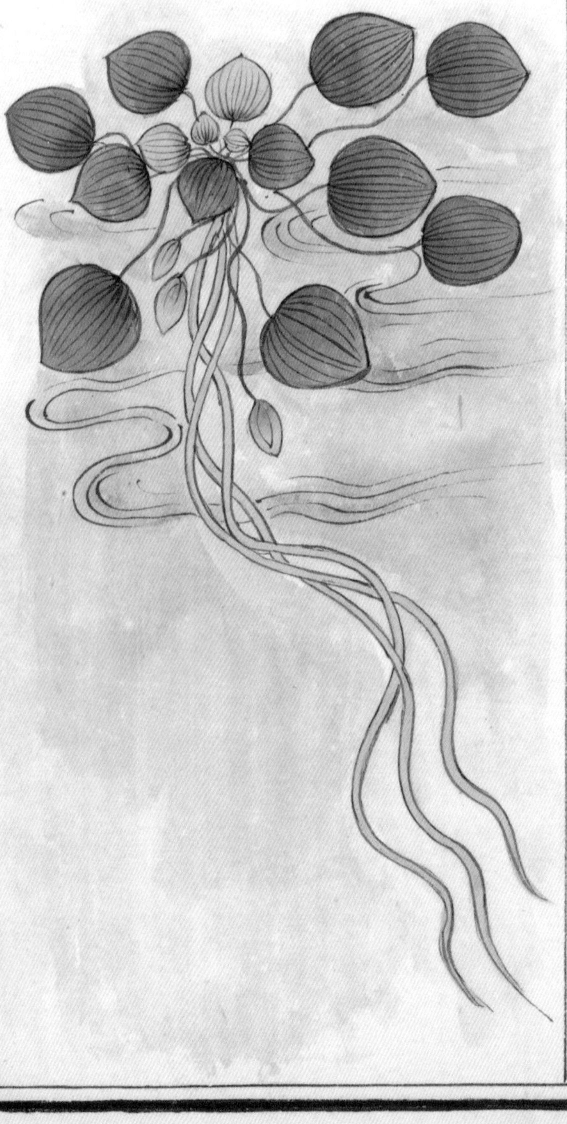

水萍

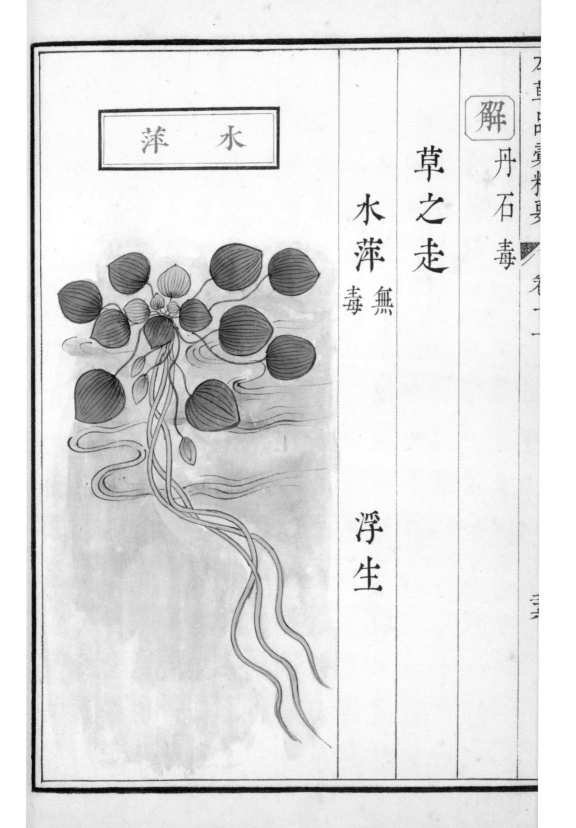

水萍 出神農本經 主暴熱身癢下水氣勝酒長鬚髮主消渴久服輕身 以上朱字神農本經 下氣以沐浴生毛髮 以上黑字名醫所錄

名 水花 水白 水蘇 芣菜

苗 圖經曰此是水中大萍葉圓闊寸許葉下有一點如水沫名芣菜爾雅謂之苹其大者曰蘋季春始生可糝蒸以爲茹也蘇恭云此有三種大者曰蘋中者曰荇菜即下條之鳧葵小者曰浮萍即溝渠間生者是也 高供奉歌曰不在山兮不在岸採我之時七月半選甚癱風與緩風些小微風都

不箅豆淋酒內下三
丸鐵幞頭上也出汗

地 圖經曰生雷澤池澤今處處溪澗水間皆有之

時 生春生 採三月七月取

收 暴乾

用 葉

質 類莧葵

色 青綠

味 辛酸

性 寒散

氣 氣薄味厚陰中之陽

臭 腥

主 消水腫利小便

製 爲末或搗汁用

治 療圖經曰惡疾遍身瘡濃煮汁漬浴之日華子云治毒風熱疾熱狂焮腫毒湯火瘡風癩陳藏器云小萍子末傅面䵟亦可傅熱瘡又爲膏長髮

【合】合栝樓人乳爲丸止消渴○爲末合酒服除中毒○合雞子清貼發背毒腫焮熱赤爛○浮萍草一兩以四月十五日者合麻黃去節根桂心附子炮裂去臍皮各半兩擣篩每服二錢以水一中盞入生薑半分煎至六分不拘時和滓服治時行熱病汗出乃瘥

【解】蛇咬毒入腹擣絞汁飲之

草之走

王瓜 無毒　蔓生

均州王瓜

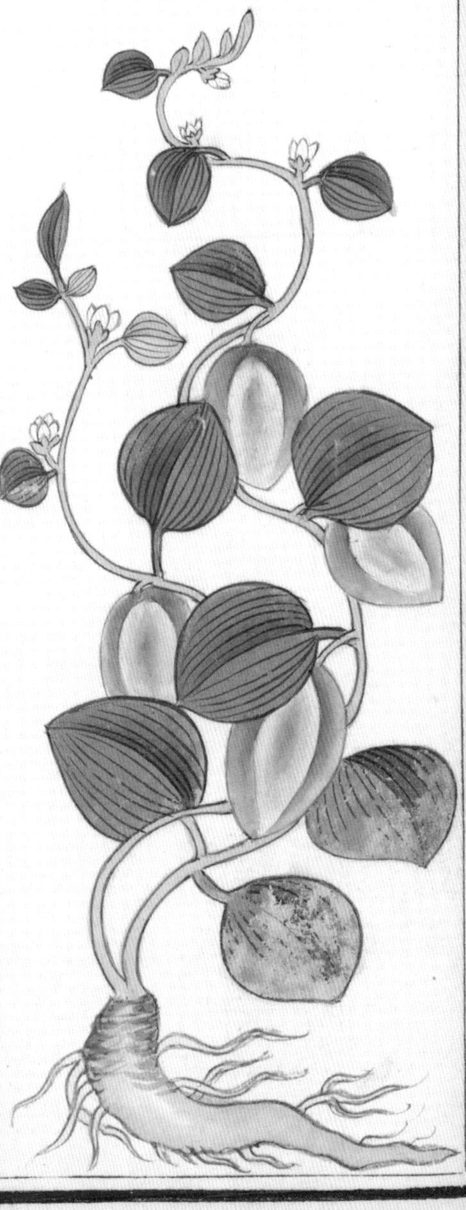

王瓜出神農本經主消渴內痺瘀血月閉寒熱酸疼益氣愈聾以上朱字神農本經療諸邪氣熱結鼠瘻散癰腫留血婦人帶下不通下乳汁止小便數不禁逐四肢骨節中水療馬骨

刺人瘡以上黑字名醫所錄

名 土瓜　老鵶瓜　藈與睽同菇與姑同　鉤菇

苗 圖經曰月令云四月王瓜生即此也蔓生葉似栝樓圓無叉缺有刺如毛五月開黃花花下結子如彈丸而長生青熟赤根似葛細而多糝謂之土瓜根北間者其實纍纍相連大如棗皮黃肉白苗葉都相似但根狀不同耳 衍義曰王瓜體如栝樓其殼徑寸一種長二寸許上微圓下尖長七八月間熟紅赤色殼中子如螳蜋頭者今人又謂之赤雹子其根即土瓜根也於細根上又生淡黃根三五相連如大指許根與子兩用

地【圖經曰】生魯地平澤田野及人家墻垣間今處處有之
時【生】四月生苗【採】三月取根七八月取實
收陰乾
用根實葉
質實類栝樓實而小長根類葛細而多糝
色紅
味苦
性寒泄

【氣】味厚於氣陰也

【臭】腥

【製】剉碎用

【治】療唐本注云王瓜除黃疸破血藥性論云子主蠱毒并小便數遺不禁日華子云子潤心肺除黃病生用肺痿吐血腸風瀉血赤白痢炒用○根主通血脉天行熱疾酒黃病壯熱心煩悶吐痰痰瘧排膿熱勞撲損消瘀血破癥癖落胎陳藏器云王瓜主蠱毒小兒閃癖痞滿并瘧○根及葉擣絞汁服當吐下宜少進之有小毒故也別錄云土瓜

根主小便不通及關格生擣根取
汁以少水解之筒中吹下部取通
【合治】土瓜根末合酒服下乳汁每服一錢
日三
【禁】妊娠不可服

草之草

地榆 無毒 植生

衢州地榆

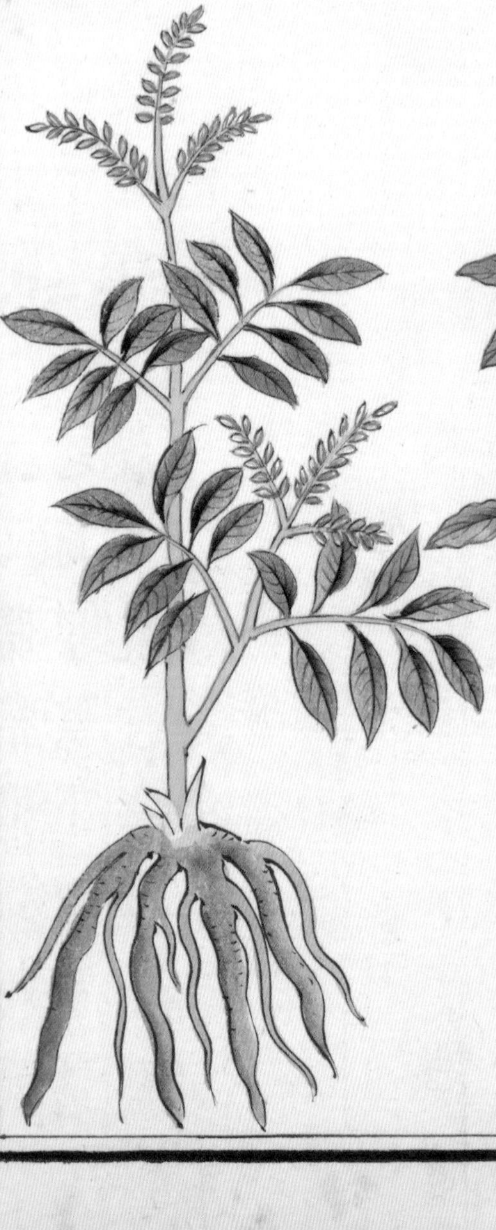

江寧府地榆

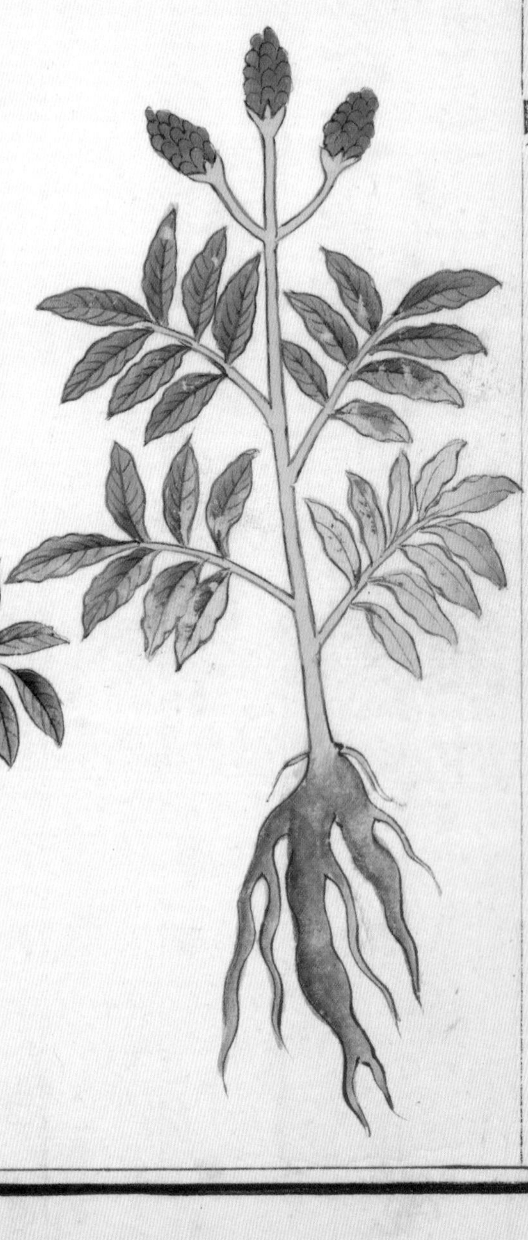

地榆 出神農本經

主婦人乳痓痛七傷帶下病止痛除惡肉止汗療金瘡 以上朱字神農本經

止膿血諸瘻惡瘡熱瘡消酒除消渴補絕傷産後內塞可作金瘡膏 以上黑字名醫所錄

名 玉豉

苗 圖經曰宿根生苗布地莖直高三四尺對分出葉葉似榆少狹細長作鋸齒狀青色七月開花如椹子紫黑色又如豉故名玉豉根外黑裏紅似柳根其葉山人乏茗時採之作飲

地 圖經曰生桐柏寃句山谷及平原川澤今處處有之道地江寧府衢州

時 生三月生苗 採二月八月取根

收 暴乾

用 根如綿輭者爲好

質 類續斷而肥

色 黑

味 苦甘酸

性 微寒收

氣 味厚於氣陰也

臭 腥

主 月經不止腸風瀉血

助 得髮良

反 惡麥門冬

製 去蘆剉碎

治 療圖經曰止小兒疳痢煑之如餳糖服之便愈唐本注云除帶十二病孔氏音義云一曰多赤二曰多白三曰月水不通四曰陰蝕五曰子

臟堅六日子門僻七日合陰陽患痛八日小腹寒痛九日子門閉十日子宮冷十一日夢與鬼交十二日五臟不定【藥性論】云除產後餘瘀疹痛七傷愈金瘡止血痢蝕膿【日華子】云排膿止吐血鼻洪月經不止血崩產前後諸血疾及赤白痢水瀉濃煎止腸風

【合】合鼠尾草療下血二十年者等分水煎服

【禁】虛寒人及水瀉白痢者不可輕用

【解】擣根汁飲之解毒蛇螫人猘犬咬傷之毒

草之草

大薊 無毒 植生

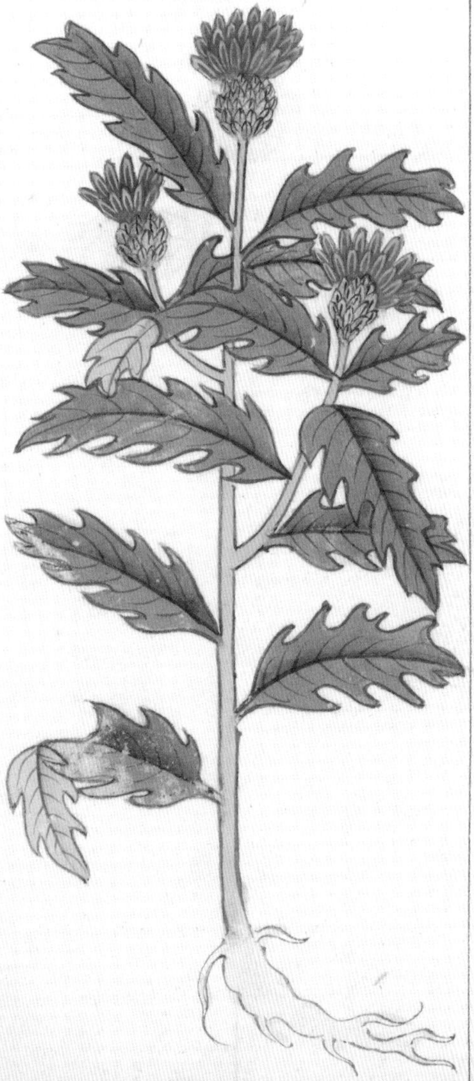

冀州大薊

大薊主女子赤白沃安胎止吐血衄鼻令人肥健名醫所錄

名 刺薊 山牛旁

苗【衍義曰】大小薊皆相似花如髻但大薊高三四尺葉皺小薊高一二尺許葉不皺以此爲異

謹按本經大小薊混名同條然大薊生山谷而小薊生平澤二薊莖葉相似比小薊但肥大耳以功力言之則有殊也二物皆能破血大薊破血之外亦療癰腫而小薊專主血疾不能消癰腫也

地【圖經曰】舊不著所出州土今處處有之【道地】薊州山谷

時【生】二月生苗【採】四月取苗九月取根

收 陰乾

用 根苗花葉

質 類紅藍花

色 青

味 苦

性 平泄

氣 味厚氣薄陰中之陽

臭 香

主 諸血瘡腫

【製】剉碎用

【治】療圖經曰消癰腫藥性論云止崩中下血別錄云根煑汁服治陰冷漸漸冷氣入陰囊腫滿夜疼悶不得眠

補日華子云滋養下氣

【合】葉汁合酒并小便療腸癰腹臟瘀血血暈撲損○合鹽研署傳惡瘡疥癬

【忌】犯鐵器

草之草

小薊 無毒

植生

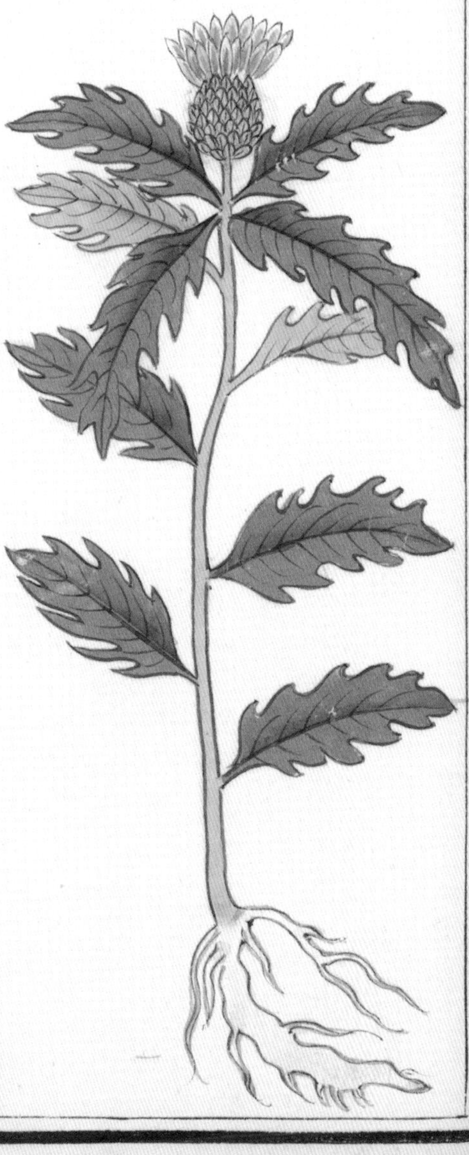

冀州小薊

小薊根主養精保血 名醫所錄

名 青刺薊 千針草

苗 圖經曰苗高一二尺許葉多刺心中出花頭如紅藍花而青紫色北人呼爲千針草初生二三寸時并根作茹食之甚美然小薊力微只可退熱不

似大薊能補養下氣也〔衍義曰〕山野人取為蔬甚適用雖有微芒亦不能害人

〔地〕〔圖經曰〕舊不著所出州土今處處有之〔陶隱居云〕田野甚多〔唐本注云〕生平澤〔別錄云〕北地者為勝〔道地〕冀州

〔時〕〔生〕二月生苗五月開花〔採〕四月取苗九月取根

〔收〕陰乾

〔用〕根苗葉

〔質〕類紅藍花而短小

色 青

味 甘

性 溫緩

氣 氣之厚者陽也

臭 香

主 諸血

製 剉碎用

治 療圖經曰根汁止吐血衄血下血血唐本注云破血日華子云根除熱毒

風并胸膈煩悶開胃下食退熱○苗生研汁服去煩熱陳藏器云破宿血止新血暴下血血崩金瘡出血等小薊絞取汁溫服別錄云作菜煑食之除風熱○根主崩中又女子月候傷過○葉主封金瘡血不止取汁服療夏月熱煩悶不止并心熱吐血又鼻窒塞不通

補日華子云根益虛損

合 作煎和糖合金瘡及蜘蛛蛇蠍毒○搗汁合蜜少許療乳石發動壅熱心悶吐血○擣汁合酒服或末以水調服三錢治九竅出血

忌 犯鐵器

草之草

海藻無毒附石帆水松馬藻 水生

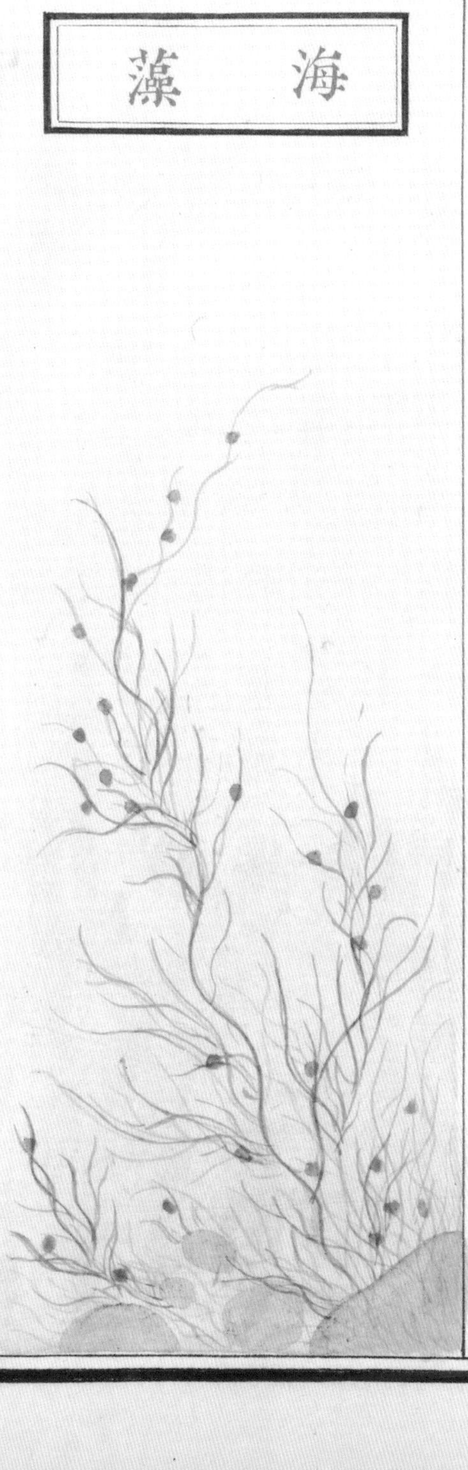

海藻出神農本經 主癭瘤氣頸下核破散結氣癰腫癥瘕堅氣腹中上下鳴下十二水腫

以上朱字神農本經療皮間積聚暴癀留氣熱結利

小便　以上黑字名醫所錄

名　落首　藫　蕁　海蘿

苗　圖經曰葉似鬔音蘿生海中根著水底石上黑色如亂髮而麁大類水藻謂之大葉藻一種如短馬尾者生淺水細而黑色海人以繩繫腰沒水下則得之二種不分功狀總謂之海藻者由其皆生於海其味鹹能輭堅之義也若詩所謂于以採藻于彼行潦陸機云藻水草也生水底亦有二種一種葉如雞蘇莖似筯長四五尺一種莖如釵股葉如蓬蒿謂之聚藻二藻

但能作茹而已非海中所生者其味
未必鹹其功未必同也又有石帆平
無毒生海嶼石上狀如栢梗高尺許
如筋紫色無葉見風漸硬色如漆其
華離樓相貫連死則浮水中人於海
邊得之稀有見其生者水松其形似
松出南海交趾又有馬藻大寒生水
上如馬齒相連者是也三物各有療
疾之功故
併附之

【地】【圖經曰】生東海池澤今出登萊諸州
海中皆有之

【時】【生】無時
【採】七月七日取

【收】暴乾

【用】莖葉

【質】類水藻而細

【色】黑

【味】鹹

【性】寒軟

【氣】氣薄味厚陰也

【臭】腥

【主】散癧瘰潰堅腫

甘草

反 雷公云凡使先須用生烏豆并紫貝

製 天葵同蒸一伏時候日乾用之

治 療圖經曰治水癊藥性論云辟百邪鬼魅除氣疾急滿去疝氣下墜疼痛核腫腹中雷鳴幽幽作聲孟詵云起男子陰氣消男子癀疾別錄云消宿食療五膈痰壅水氣浮腫腳氣賁豘氣陶隱居云水松療溪毒陳藏器云馬藻大寒擣傅小兒赤白遊瘮火焱熱瘡絞汁服去暴熱熱痢止渴○石帆主婦人血結月閉石淋

合 合酒漬數日稍稍飲之療頷下瘰癧如梅李并療頸下卒結囊欲成癭

禁 北人不可多食食之倍生諸病妊娠亦不可服○水松食之生水腫

草之草

澤蘭 無毒

植生

徐州澤蘭

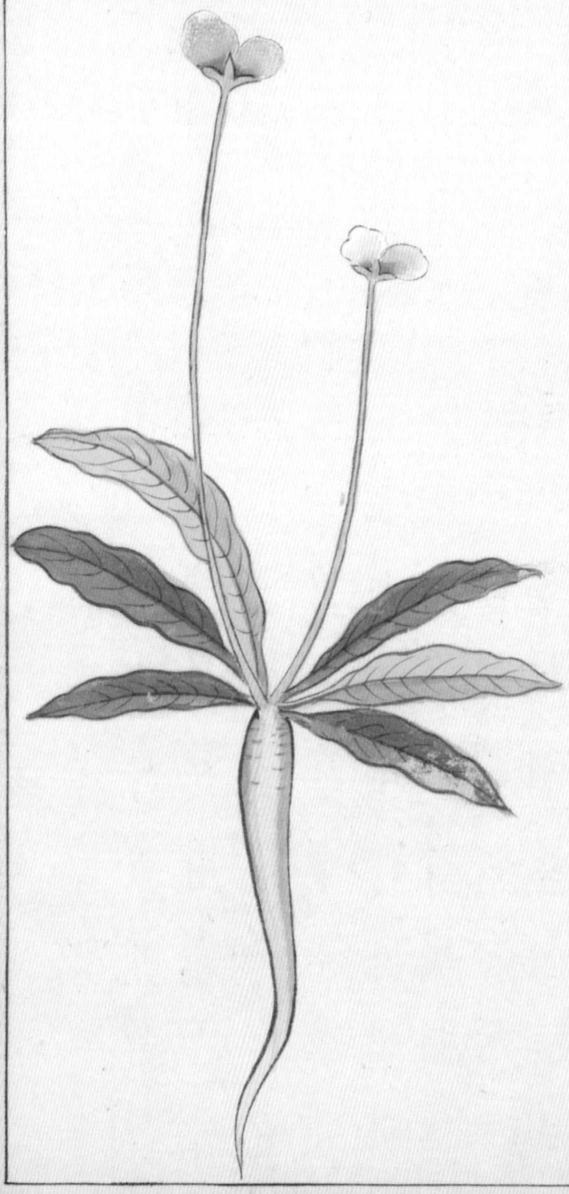

梧州澤蘭

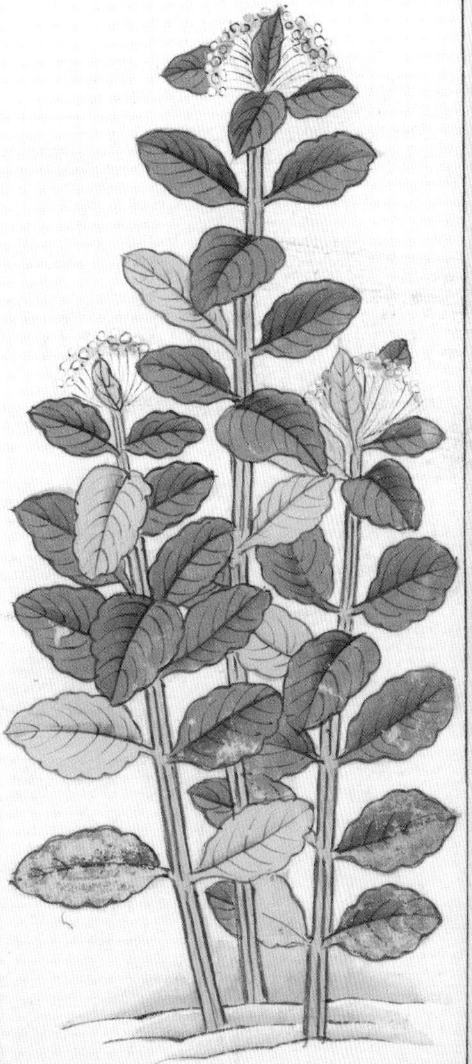

澤蘭出神農本經主乳婦內衄中風餘疾大腹水腫身面四肢浮腫骨節中水金瘡癰腫瘡膿以上朱字神農本經產後金瘡內塞以上黑字名醫所錄

名　虎蘭　龍棗　虎蒲　水香

【苗】【圖經曰】根紫黒色似栗根二月生苗高二三尺莖幹青紫色作四稜葉生相對如薄苛微香七月開花帶紫白色萼通紫色亦似薄苛花荆湖嶺南人家多種之壽州出者無花子與蘭草大抵相類但蘭草生水傍無枝幹葉光潤根小紫而澤蘭生水澤中及下濕地葉尖微有毛不光潤方莖紫節【雷公曰】使須分别大澤蘭形葉圓根青黄生血調氣與榮合小者迴别

【地】【圖經曰】生汝南諸大澤傍今荆隨壽蜀州河中府皆有之【道地】徐州梧州

【時】【生】春生苗【採】三月三日取莖葉

【收】陰乾

用 莖葉

質 狀如薄荷

色 青紫

味 苦甘

性 微溫泄

氣 氣厚味薄陽中之陰

臭 微香

主 養血氣去虛腫

助 防已爲之使

製 雷公云凡修事細剉以絹袋盛懸於屋南畔角上令乾用

治 療藥性論云治產後肚腹痛血氣衰冷成勞瘦羸又除通身面目大腫并婦人血瀝腰痛日華子云通九竅利關脉破宿血消癥瘕產前產後百病通小腸長肉生肌消撲損瘀血治鼻洪吐血頭風目痛婦人勞瘦丈夫面黃別錄云小兒蓐瘡嚼澤蘭心封上

草之草

昆布 無毒附紫菜　水生

昆布

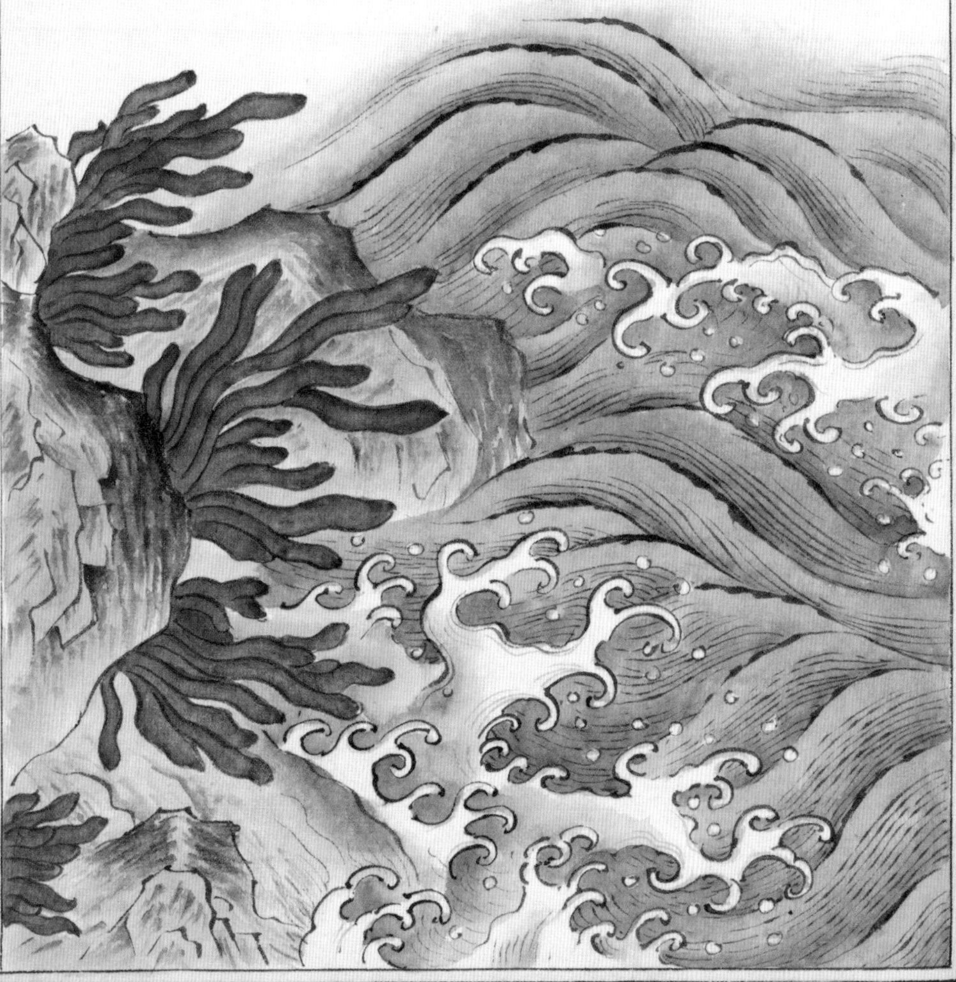

昆布主十二種水腫癭瘤聚結氣瘻瘡名醫所錄

苗 陶隱居云生南海葉如手大似薄葦紫色出高麗綸作繩索如卷麻而黃黑色柔韌可食 海藥云 生東海水中其草順流而生新羅者黃黑色葉細胡人採得搓之爲索又有一種紫菜附石生南海上正青取乾之則紫色而亦有療疾之功故附于此

地 圖經曰生東海今亦出登萊諸州 陶隱居云出高麗及南海有之

時 生無時 採無時

收 陰乾

用 葉

質 類紫菜而匾厚

色 紫赤

味 鹹

性 寒輭

氣 味厚於氣陰也

臭 腥

【主】散癭瘰潰堅腫

【製】〔雷公云〕凡使先同弊甑箄煮去鹹味焙細剉用每修事一斤用甑箄大小十箇同昆布細剉二味各一處下東流水從巳煮至亥水旋添勿令少

【治】〔療藥性論云〕利水道去面腫并惡瘡鼠瘻〔陳藏器云〕陰㿉含之咽汁○紫菜味甘寒主下熱煩多食令人腹痛發氣吐白沫飲少熱醋消之

【合治】擣末合醋浸含之嚥津治癭氣結核瘰癧腫硬

【禁】久服瘦人妊娠亦不可服

草之走

防已 無毒 附木防已

蔓生

興化軍防已

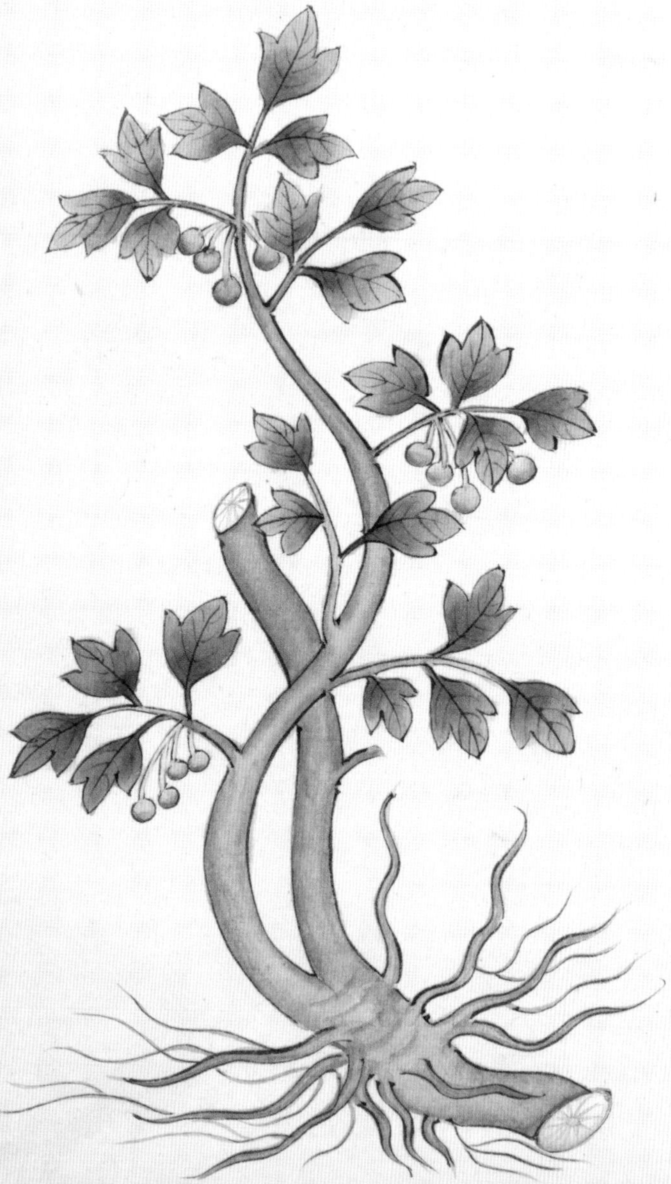

黔州防已

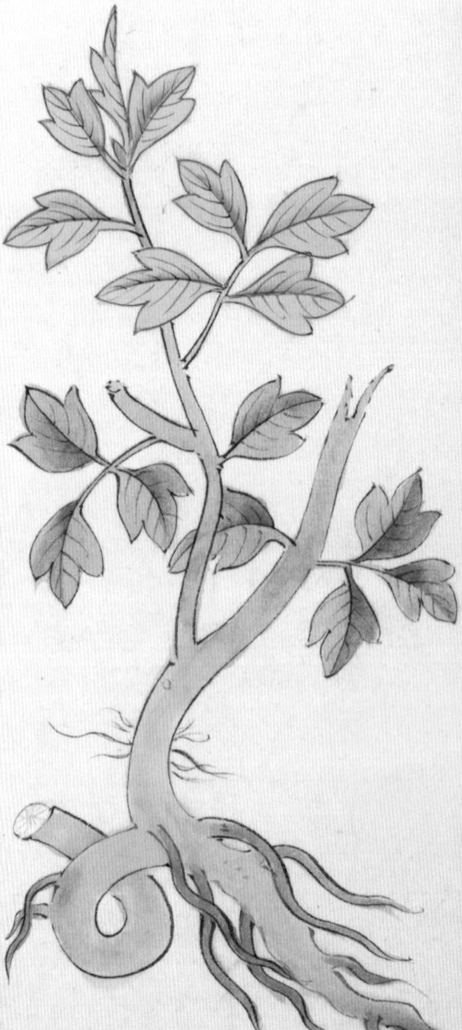

防已出神農本經主風寒温瘧熱氣諸癇除邪利大小便以上朱字神農本經療水腫風腫去膀胱熱傷寒寒熱邪氣中風手脚攣急止洩散癰腫惡結諸蝸疥癬蟲瘡通腠理利九竅

以上黑字名醫所錄

【名】解離

【苗】〔圖經曰〕漢中出者苗葉小類牽牛莖梗甚嫩折其莖一頭吹之氣從中貫如木通類截斷有紋如車輻色黃堅實而香乜處者青白虛輭及有腥氣皮皺上有丁足子名木防已不任用也

【地】〔圖經曰〕生興化軍黔中宜都建平華州〔道地〕漢中爲勝

【時】〔生〕春生葉〔採〕二月八月取根

【收】陰乾

【用】根大而有粉者爲好

【質】類木通黃實而香

【色】黃

【味】辛苦

【性】平溫洩

【氣】氣薄味厚陰中之陽

【臭】香

【主】利竅滲濕

【行】十二經

【助】殷孽爲之使

【反】漢防已畏萆薢惡細辛○木防已畏
女菀鹵鹹

【製】雷公云凡用與車前根相對同蒸半
日後出𤋮出車前草根細剉之

【治】療陶隱居云療風水氣藥性論云袪
濕風口面喎斜手足疼散留痰主
肺氣嗽喘○木防已治男子肢節
中風毒風不語及散結氣擁腫溫
瘧風
水腫

【合】合葶藶等分爲末糯米飲調服治肺
痿咯血多痰

忌 生葱

解 殺雄黄毒

贗 木通爲僞

草之草

天麻 無毒 植生

邵州天麻

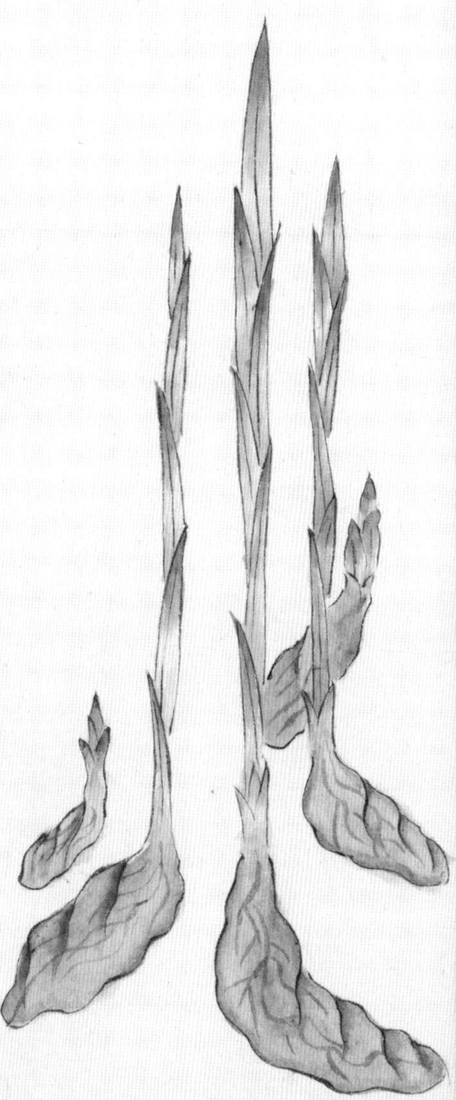

天麻主諸風濕痺四肢拘攣小兒風癇驚氣利腰膝強筋力久服益氣輕身長年名醫所錄

名 定風草 龍皮 赤箭脂

苗　圖經曰春生苗初出若芍藥獨抽一莖直上高三二尺如箭簳狀青赤色故名赤箭脂莖中空依半以上貼莖微有尖小葉稍頭生成穗開花結子如豆粒大其子至夏不落却透虛入莖中潛生土內其根形如黃瓜連生一二十枚大者有重半斤或五六兩其皮黃白色　陶隱居云　莖端結實狀若續隨子至葉枯時子黃熟其根連一二十枚如天門冬之類亦如蘆菔大小不定彼人多生噉或蜜漬爲果或蒸煮食之

地　圖經曰出鄆州利州泰山嶗山諸山今京東京西湖南淮南州郡亦有之　道地　邵州鄆州者佳

時 生：春生苗 採：二月三月五月八月取根

收 暴乾

用 根白而明淨者爲好

質 類黃瓜而微小

色 黃白

味 辛

性 平散

氣 氣之薄者陽中之陰

【臭】香

【主】諸風眩暈

【製】初取得去蘆乘潤刮去皮蒸之暴乾用

【治】療藥性論云治冷氣痳痹癱緩不遂語多恍惚多驚失志日華子云殺鬼疰蠱毒通血脉關竅陳藏器云療熱毒癰腫別錄云主諸毒惡氣支滿寒疝下血○子去熱氣

補日華子云助陽氣五勞七傷

【禁】御風草緣與天麻相似只是根莖有斑葉皆白有青點使御風草根若與天麻同用即令人有腸結之患

草之草

高良薑 無毒

叢生

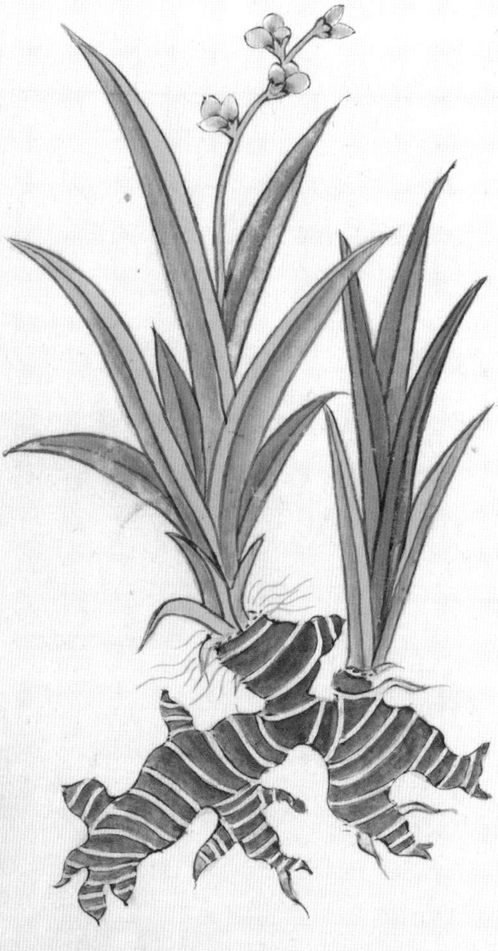

雷州高良薑

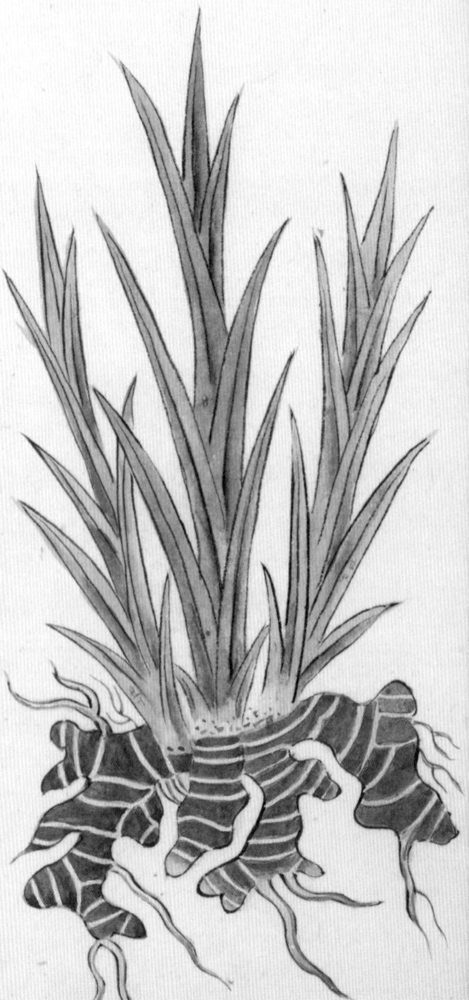

高良薑主暴冷胃中冷逆霍亂腹痛 名醫所錄

苗 圖經曰春生莖葉如薑苗而大高一二尺許花紅紫色如山薑 陶隱居云形氣與杜若相似生嶺南者形大虛軟江左者細緊亦不甚辛其實一也

地 陶隱居云出高良郡今嶺南諸州及黔蜀皆有之 道地 儋州雷州

時 生 春生苗
採 二月三月取根

收 暴乾

用 根

質 類菖蒲而堅

色 赤

味 辛

性 大溫

氣 氣之厚者陽也

臭 香

主 心腹冷痛

製 剉碎用

治 療藥性論云治腹久冷胃氣逆嘔吐祛風破氣腹冷氣痛及風冷痹弱并下氣冷逆衝心腹痛吐瀉日華子云治轉筋瀉痢反胃嘔食消食陳藏器云益聲好顏色

合 爲末合米飲調服治心脾痛以一錢匕立止

解 酒毒

草之草

百部根 唐本云有小毒

叢生

衡州百部

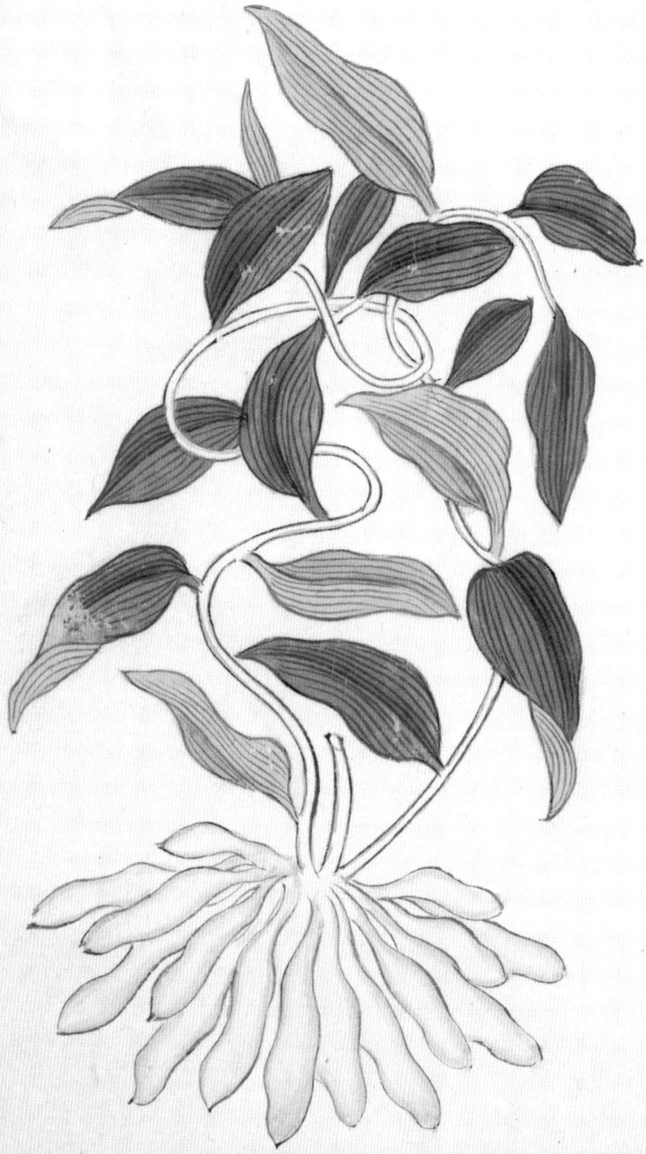

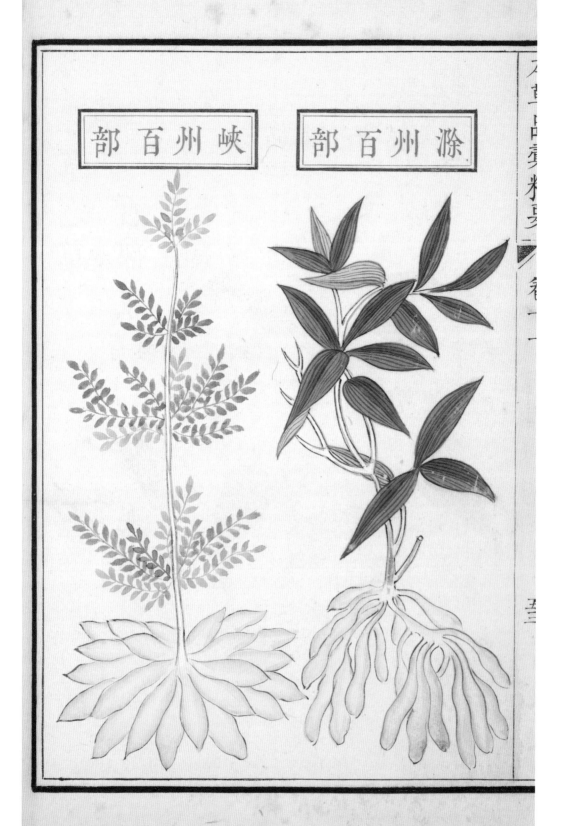

滁州百部

峽州百部

百部根主欬嗽上氣名醫所錄

名 婆婦草

苗 圖經曰春生苗作藤蔓葉大而尖長頗似竹葉面青色而光根下作撮如芋子一撮十五六枚黃白色陶隱居云其根數十相連似天門冬而苦强博物志云九眞有一種草似百部但長大耳懸火上令乾夜取四五寸短切含咽汁勿令人知主暴嗽甚良名爲嗽藥恐其土肥潤處是以長大爲異雷公云忽有一窠自有八十三條者號曰地仙苗若修事餌之壽可千歲

地〔圖經曰〕舊不著所出州土今江湖淮陝齊魯州郡皆有之〔道地〕衡州滁州峽州

時〔生〕春生苗〔採〕二月三月八月取根

收 暴乾

用 根肥潤者佳

質 類天門冬而細小

色 黃白

味 苦甘

性 微寒

氣 氣厚味薄陽中之陰

臭 腥

主 益肺氣

製 雷公云凡用竹刀劈破去心酒浸一宿漉出焙乾用之或生用亦可

治 療 藥性論云治肺熱上氣欬逆 日華子云療瘵疳蚘傳尸骨蒸勞殺蚘蟲寸白蟯蟲并治一切樹木蛀蚛

補 藥性論云潤肺

合 汁合生薑汁煎服二合療卒嗽○炙合酒浸空腹飲去蟲蠶咬兼疥癬瘡

【贗】今房山以萱草根蒸壓令匾市之亂眞然百部根細潤肥膩而色黃白萱草根虛輭而色微紫爲異耳

草之草

茴香子 無毒 叢生

簡州茴香子

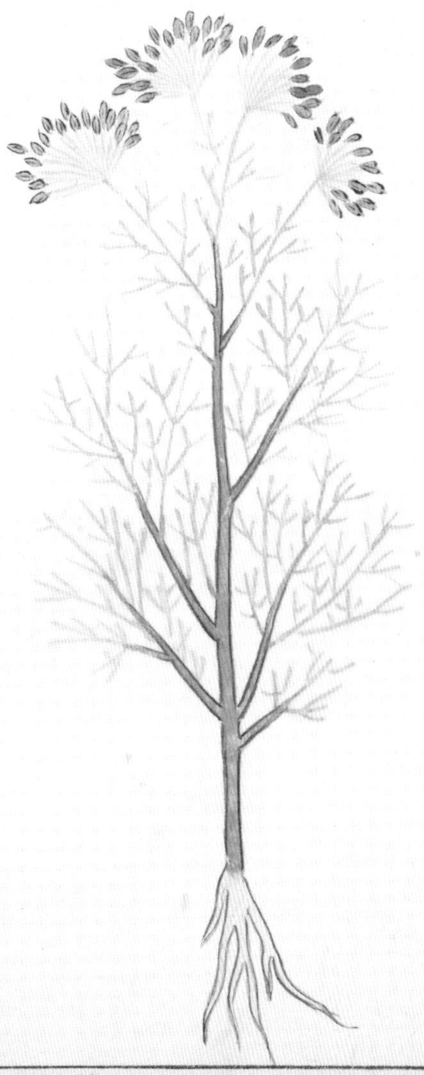

茴香子主諸瘻霍亂及蛇傷 名醫所錄

名 蘹音懷香子

苗 圖經曰三月生葉似老胡荽極踈細作叢至五月高三四尺七月生花頭如傘蓋黃色結實如麥而小青色北人呼爲土茴香者是今人家園圃種

之甚多〔衍義曰〕茴香葉似老胡荽此誤矣胡荽葉如蛇床茴香徒有葉之名但散如絲髮特異諸草其枝上時有大青蟲形如蠶亦治小腸氣甚良

地〔圖經曰〕本經不載所出今交廣諸蕃及近郡皆有之〔道地〕簡州

時〔生〕春生葉〔採〕八月九月取實

收 陰乾

用 實

色 青褐

味 辛

性 平散

氣 氣厚於味陽也

臭 香

主 腎勞癩疝

行 手太陽經少陰經足太陽經少陰經

助 得酒良

製 微炒搗碎用

治 療 圖經曰除惡毒癰腫或連陰髀間疼痛急攣牽入小腹不可忍一宿

則殺人者用茴香苗葉擣取汁服之其滓以貼腫上冬間根亦可用

唐本注云茴香子主膀胱腎間冷氣及育腸氣調中止痛嘔吐藥性論云破一切臭氣又卒惡心腹中不安取莖葉煑食之即瘥日華子云茴香子除乾濕脚氣開胃下食及膀胱痛陰疼衍義曰茴香子療膀胱腫痛調和胃氣并小腸氣

合治茴香子合生薑同擣令勻淨器內濕紙蓋一宿炙以銀石器中文武火炒令黃焦爲末酒丸桐子大服十丸茶酒下理脾胃進食○生擣莖葉汁合熱酒等分服之療卒腎氣衝脇如刀剌痛喘息不得亦理小腸氣

草之草

欵冬花 無毒

叢生

秦州欵冬花

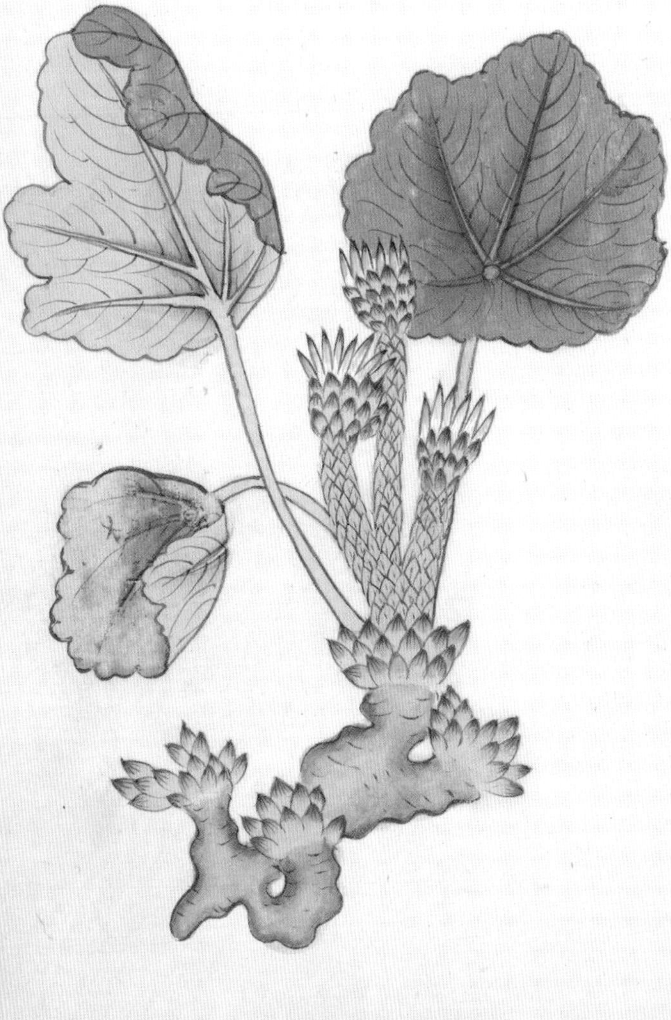

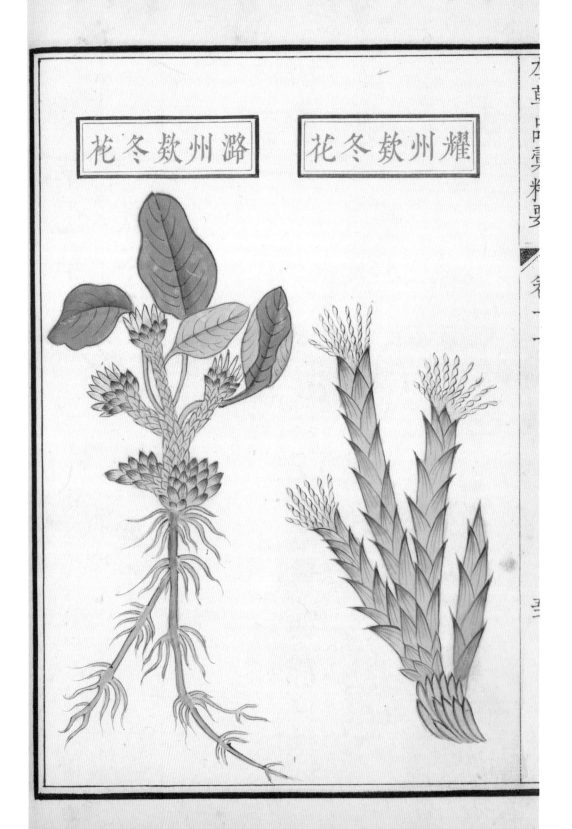

耀州款冬花

潞州款冬花

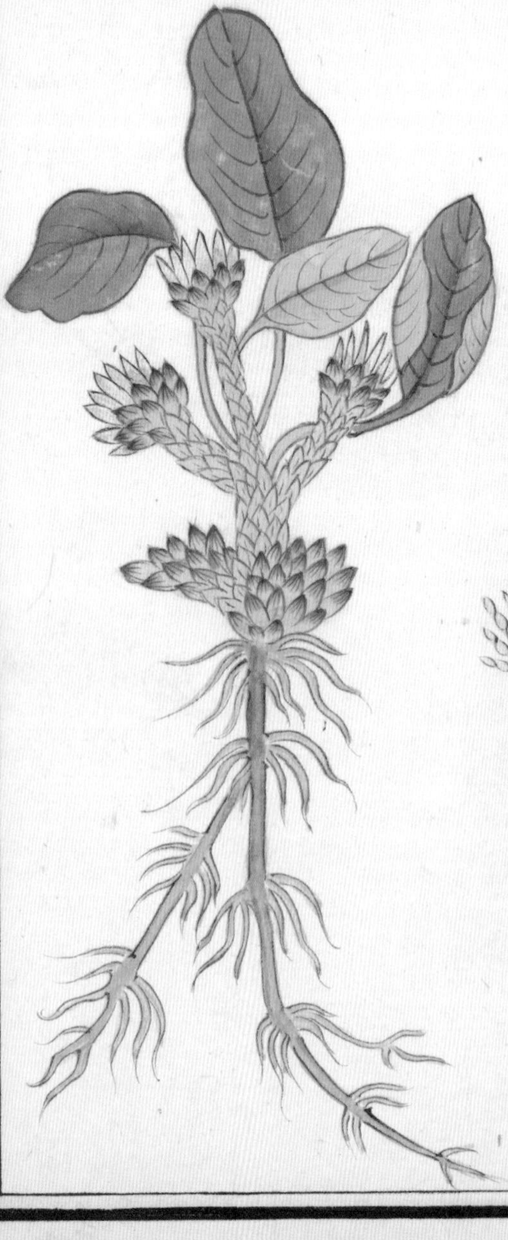

晉州款冬花

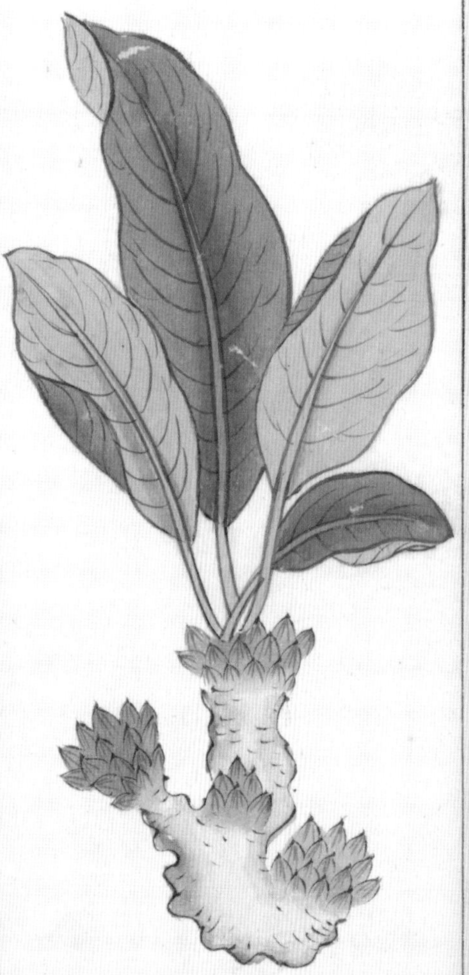

款冬花 出神農本經 主欬逆上氣善喘喉痺諸驚癇寒熱邪氣 以上朱字神農本經 消渴喘息呼吸 以上黑字名醫所錄

名 槖吾 顆凍 虎鬚 菟奚 氐冬 鑽凍

苗 圖經曰根紫色莖青葉紫似草薢十二月開黃花青紫蕚去土一二寸初出如菊花蕚通直而肥實無子即陶隱居所謂出高麗百濟者近此類也又有紅花者葉如荷而斗直大者容一升小者容數合俗呼爲蜂斗葉又名水斗葉即唐注所謂大如葵而叢生者是也 衍義曰百草中惟此不顧冰雪最先春也世又謂之鑽凍雖在冰雪之下至時亦生芽春時人或採以代蔬入藥須微見花者良如巳芬芳則都無力也今人又多使如筋頭者恐未有花耳

地 圖經曰出常山山谷及上黨水傍今關中亦有之 唐本注云雍州南山谿

水華州山谷澗間道地
晉州潞州州耀州秦州

時生春生苗
採十一月取花

收陰乾

用花

質類枇杷花未舒者

色赤紫

味辛甘

性溫散

【氣】氣之厚者陽也

【臭】香

【主】温肺止嗽

【助】杏仁爲之使得紫菀良

【反】畏貝母辛荑麻黄黄耆黄芩黄連青葙惡皁莢消石玄參

【製】雷公云凡採得須去向裏裹花蘂殼并向裏實如粟零殼者并枝葉用以甘草水浸一宿却取款冬花葉相拌裛一夜臨用時去兩件拌者焣乾用

【治】療藥性論云清肺氣心促急熱乏勞欬連連不絕涕唾稠粘肺癰吐膿

日華子云潤心肺除煩消痰肺瘘吐血心虛驚悸洗肝明目及中風等疾衍義云有人病嗽多日或教以燃款冬花三兩枚於無風處以筆管吸其烟滿口則嚥之數日効

補日華子云益五臟補勞劣

草之草

紅藍花 無毒 植生

紅藍花

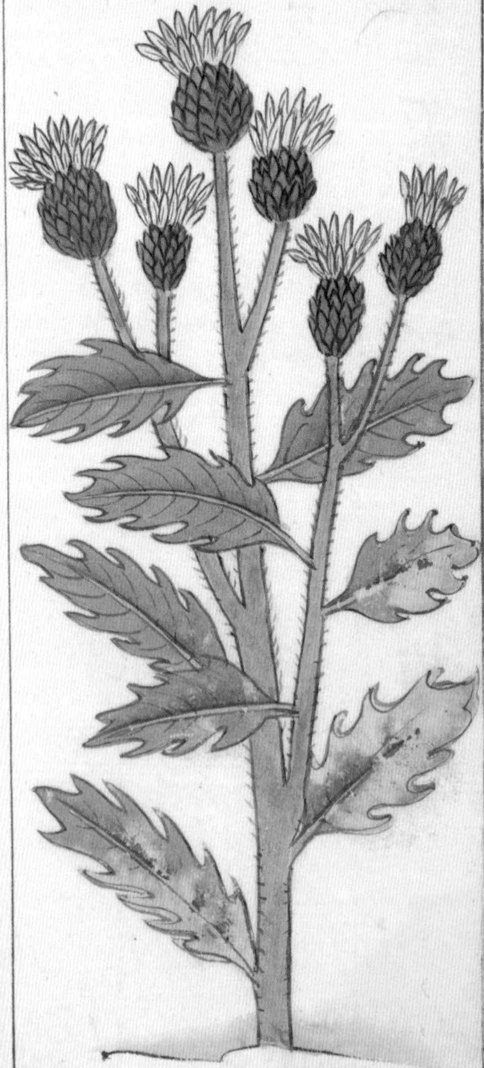

紅藍花主產後血暈口噤腹內惡血不盡絞痛胎死腹中並酒煮服亦主蠱毒下血堪作臙脂○苗生擣碎傅遊腫○子呑數顆主天行瘡子不出○臙脂主小兒聤耳

滴耳中 名醫所錄

名 紅花 黃藍

苗 圖經曰此即紅花也今處處塲圃中冬月佈子於熟地至春生苗狀如大薊莖端作梂彙多刺五六月花蘂出梂上圃人乘露採之採巳復出至盡而罷梂中結實白顆如小豆大其花可以染眞紅但葉頗似藍故有藍名耳博物志云此種乃張騫使西域所得也

地 圖經曰出梁漢及西域今滄魏亦種之 道地 鎮江

時 生 春生苗 採 五六月取花

收　暴乾

用　花實

質　類小薊蘂

色　紅

味　辛甘苦

性　温散

氣　氣厚於味陽中之陰

臭　香

【主】破血

【治】【療圖經曰】花絞汁服主婦人產暈欲絕者并產後血病及喉痹壅塞不通○子主女子中風血熱煩渴【唐本注云】花主口噤不語血結產後諸疾【別錄云】花療一切腫

○子療產後中風煩渴

【合】以二錢半合酒一大升煎强半頓服療六十二種風兼腹內血氣刺痛○五錢爲末合酒二中盞煎取一盞併服如口噤斡開灌之治產後血暈心悶氣絕○新者三兩合無灰酒童便各半升煑一大盞冷服療血暈絕不識人煩悶者

草之草

京三稜 無毒附雞爪三稜石三稜 植生

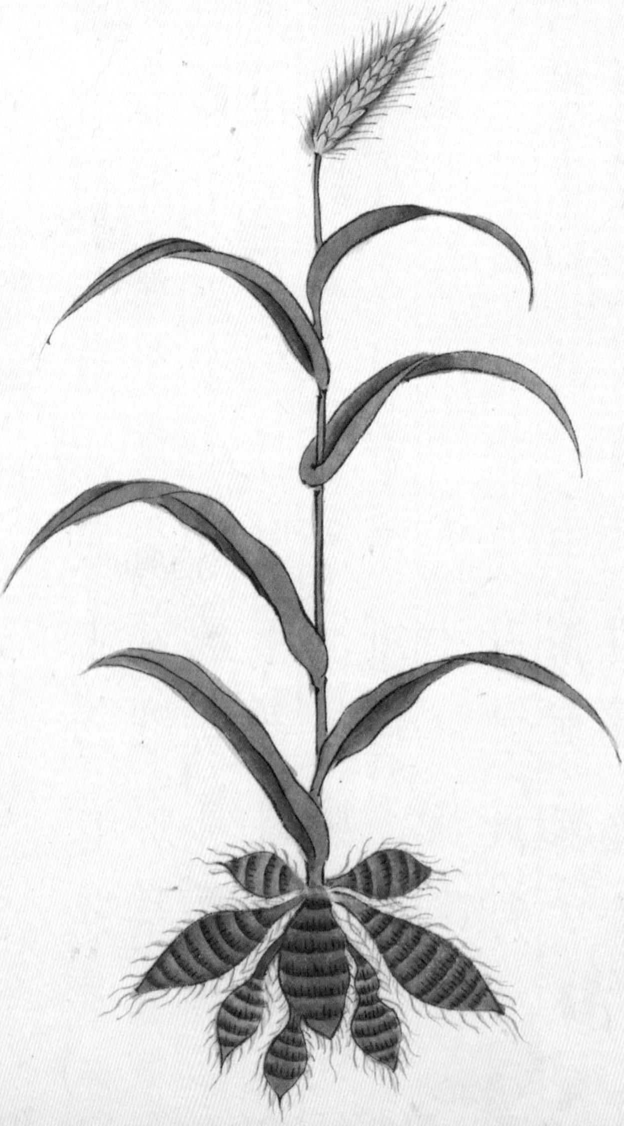

隨州京三稜

邢州京三稜

淄州京三稜

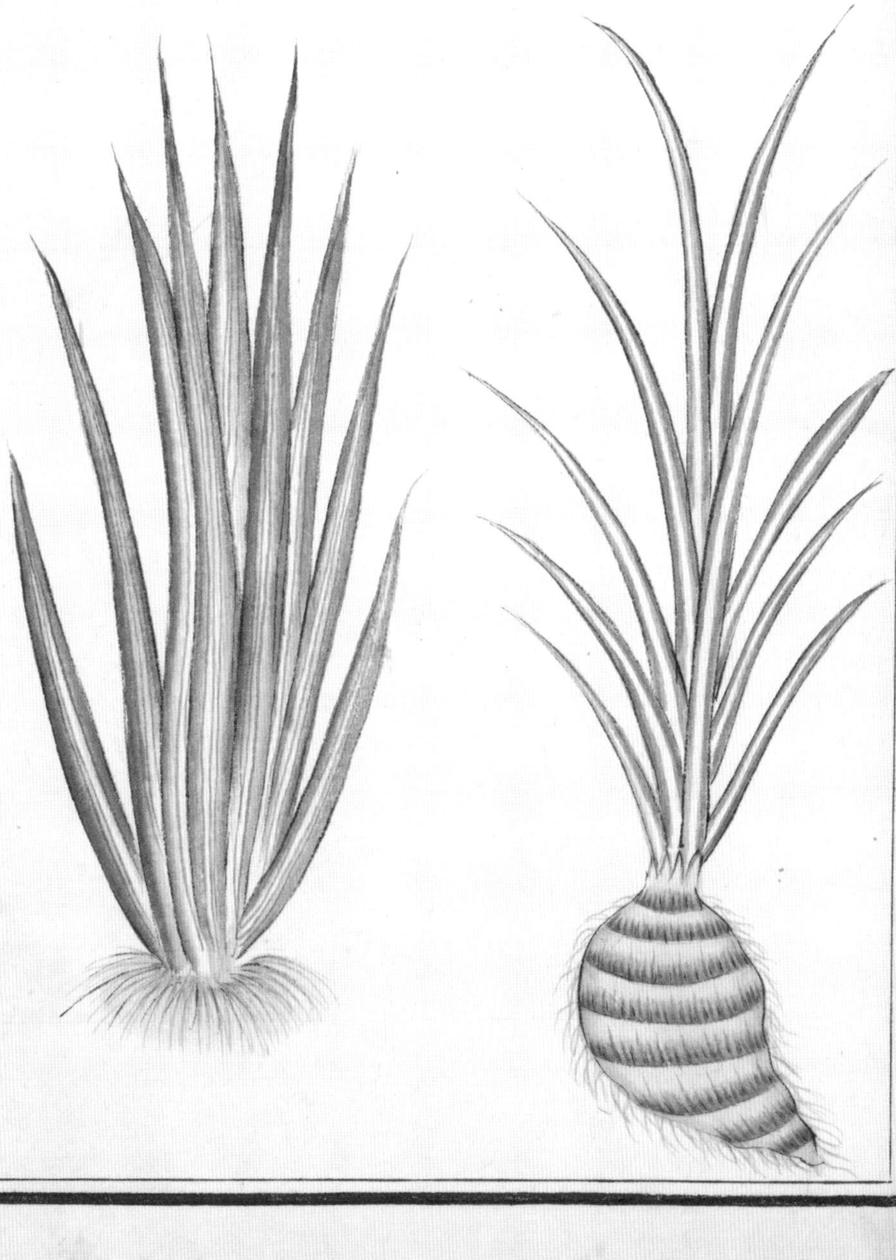

河中府京三稜

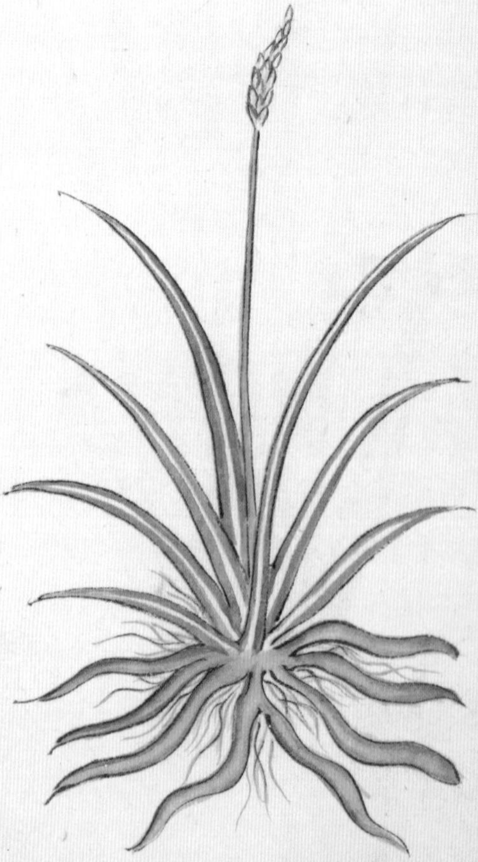

江寧府京三稜

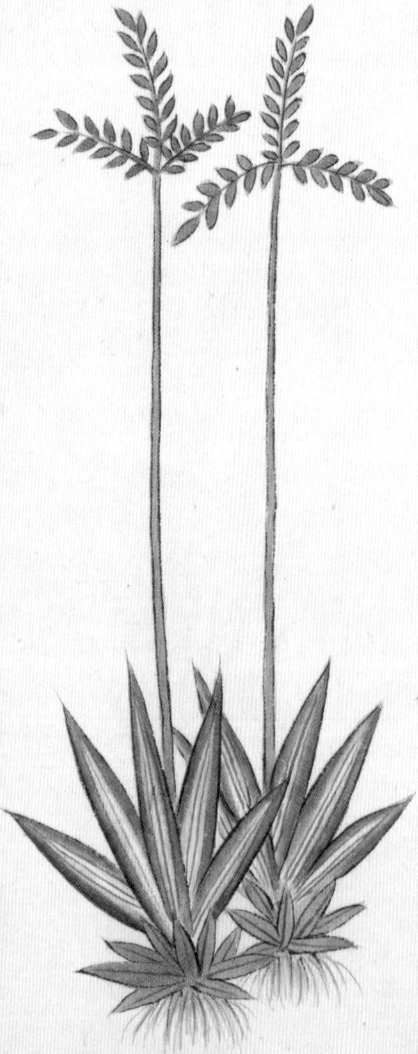

京三稜主老癖癥瘕結塊俗傳昔人患癥癖死遺言令開腹取之得病塊乾硬如石文理有五色人謂異物竊取削成刀柄後因以刀刈三稜柄消成水乃知此可療癥癖也名醫所錄

苗 圖經曰春生苗高三四尺似茭蒲葉皆三稜五六月開花似莎草黃紫色霜降後採根削去皮鬚黃色形扁長如小鯽魚狀體重者佳多生淺水傍或陂澤中其根初生成塊如附子大或有扁者傍生一根又成塊亦由苗

其不出苗只生細根鉤屈如爪者謂
之雞爪三稜又不生細根者謂之黑
三稜大小不常其色黑狀似烏梅而
稍大有鬚相連蔓延體輕去皮即白
三者本一物但力有剛柔各適其用
因其形爲名如烏頭烏喙雲母雲華
之類本非兩物也河中府又有石三
稜根黃白色形如釵股葉綠色如蒲
苗高及尺葉上亦有三稜四月開花
白色如紅蓼花五月採根亦消積氣
一說三稜生於荆楚字當作荆以著
其地本經作京非也今世都不復有
三稜所用皆淮南紅蒲根耳秦州尤
多舉世皆用之雖世醫不以爲謬蓋
流習既久用根者不識其苗採藥者
莫究其用因緣差失不復更辨今紅

蒲根至堅重刻削而成莫知形體又葉扁莖圓不復有三稜處不知何緣名三稜也今三稜皆獨有二根傍引而無直下者其形大體亦多如鯽魚狀也

地 圖經曰舊不著所出地土今河陝江淮荊襄間皆有之 道地 隨州荊州

時 生 春生苗 採 五月取根

收 暴乾

用 根體重者佳

質 形扁如鯽魚

色 黃

味 苦

性 平洩

氣 味厚於氣陰中之陽

臭 朽

主 消瘀血破積氣

製 火炮去皮鬚

治 療日華子云治婦人血不調心腹痛消惡血通月經除氣脹消撲損瘀

血產後腹痛血暈幷宿血不下【湯】
【液本草云】破血中之氣及破積氣
【別錄云】煎汁
洗妳下乳汁

【合治】取汁合米麪爲羹粥治小兒氣癖與
乳母食每日取一棗大與小兒食凡
小兒十歲以下及新生百日
無問癇熱無辜痃癖並治之

【禁】妊娠不可服元氣虛者勿用

【贗】紅蒲根爲僞

草之草

薑黃 無毒 附 蒁藥 叢生

隨州薑黃

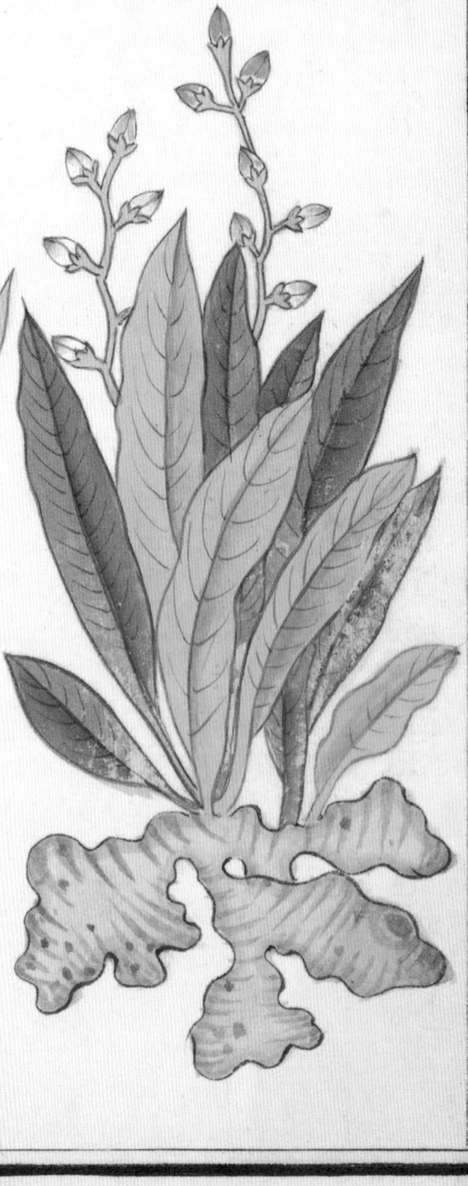

澧州薑黃

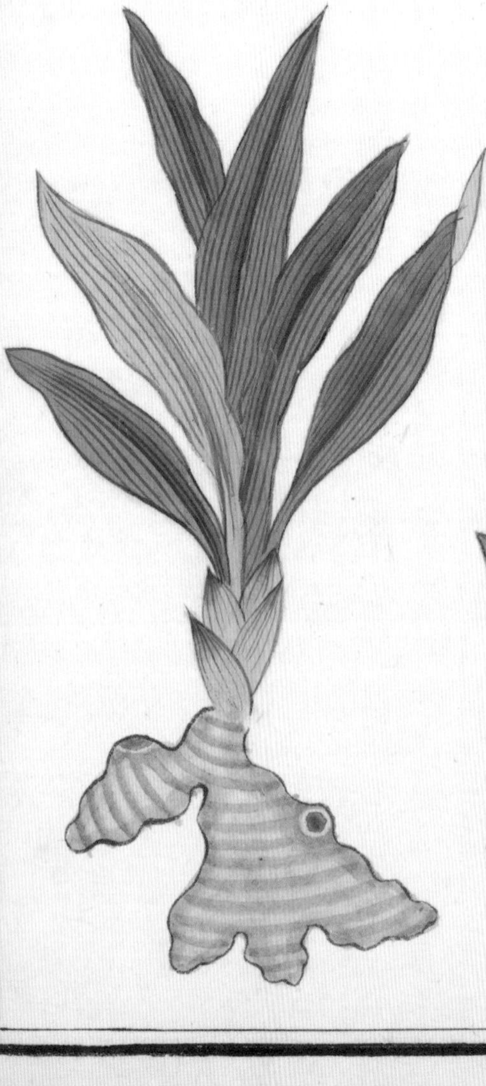

薑黃主心腹結積疰忤下氣破血除風熱消癰腫功力烈於鬱金名醫所錄

苗 圖經曰葉長一二尺許闊三四寸青綠色有斜文如紅蕉葉而小花紅白色至中秋漸凋春末復生其花先生次方生葉不結實根盤屈黃色類生薑而圓有節或云眞者是經種三年以上老薑能生花花在根際一如蘘荷根節堅硬氣味辛辣種薑處有之

按鬱金薑黃蒁藥三物相近蘇恭不細辯所說乃如一物陳藏器解紛云蒁味苦色青薑黃味辛溫色黃鬱金味苦寒色赤三物不同所用全別

地【圖經曰】舊不載所出州郡今江廣蜀川多有之【道地】宜州澧州

時【生】春生苗【採】八月取根

收暴乾

用根

質類生薑圓而有節

色黄

味辛苦

性大寒又云温

【氣】氣厚味薄陽中之陰

【臭】香

【主】散瘡瘍消積氣

【製】剉碎用

【治】療圖經曰消氣脹及產後敗血攻心甚驗生噉可以祛邪辟惡日華子云除癥瘕血塊癰腫通月經消撲損瘀血并腫毒止暴風痛冷氣下食唐本注云蒁主惡氣疰忤心痛血氣結積別錄云瘡癬初生或始痛癢爲末傳之

【合】以一兩合桂三兩爲末醋湯下一錢七療心痛

草之草

蓽撥　無毒　附根

叢生

端州蓽撥

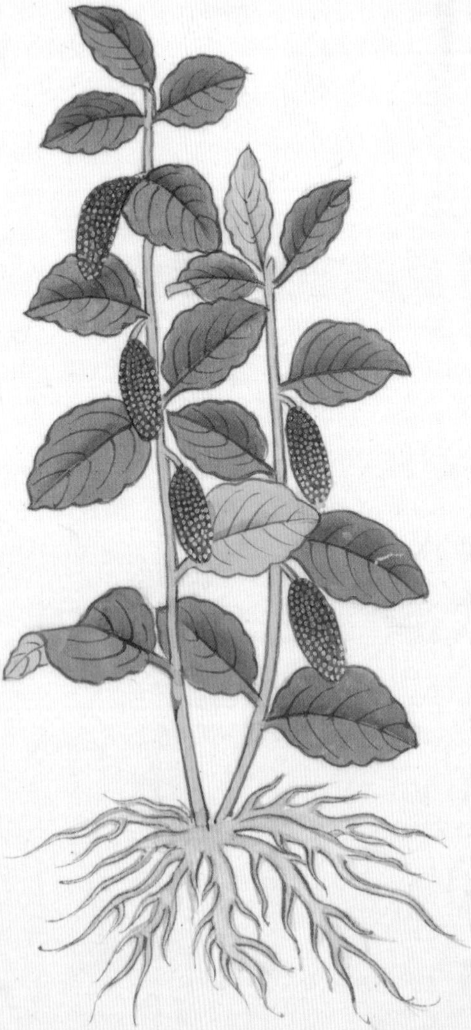

蓽撥主溫中下氣補腰脚殺腥氣消食除胃冷陰疝痃癖◯根名蓽撥沒主五勞七傷陰汗核腫名醫所錄

苗 圖經曰此種多生竹林內正月發苗作叢高三四尺其莖如筯葉青圓闊二三寸如桑面光而厚三月開花白色在表七月結子如小指大長二寸許青黑色類椹子其根似柴胡而黑硬也 陳藏器云 此藥叢生葉似蒟醬子緊細味辛烈於蒟醬也

地 圖經曰出波斯國今嶺南有之 海藥云出南海 道地 端州

時 生 春生苗
採 九月取穗
收 灰殺暴乾
用 穗及根
質 類椹子而長
色 青黑
味 辛
性 大温
氣 氣之厚者陽也

臭 香

主 冷氣嘔逆

製 雷公云凡使先去挺用頭醋浸一宿焙乾以刀刮去皮栗子令淨方用免傷人肺令人上氣

治 療日華子云除霍亂冷氣心痛血氣衍義曰走腸胃中冷氣嘔吐心腹滿痛別錄云止偏頭疼研爲末令患者口中含溫水左邊疼令左鼻吸一字右邊疼右鼻吸一字瘥陳藏器云蓽撥沒主冷氣嘔逆心腹脹滿食不消寒疝核腫婦人內冷無子去腰腎冷除血氣

合 合阿魏療老冷心痛水瀉虛痢嘔逆醋心產後洩痢○合人參桂心乾薑訶子療臟腑虛冷腸鳴洩痢○合黃牛乳煎治氣痢

禁 多服走泄眞氣令人腸虛下重

草之走

蒟醬無毒　蔓生

蒟醬

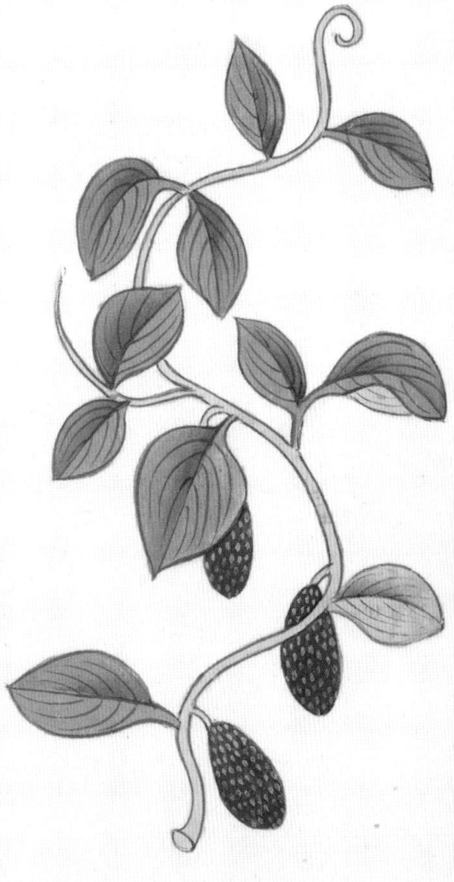

蒟音矩醬主下氣温中破痰積名醫所錄

名 土華撥

苗 圖經曰劉淵林注蜀都賦云蒟醬緣木而生其實似桑椹熟時正青長二三寸以蜜藏而食之辛香温調五臟今云蔓生葉似王瓜而厚大實皮黑

肉白其苗爲浮留藤取葉合檳榔食之辛而香也兩說大同小異然則淵林所云乃蜀種如此今說是海南所傳耳今惟貴華撥而不尙蒟醬故鮮有用者

地 圖經曰生巴蜀今夔川嶺南皆有之 唐本注云出番禺城及西戎交愛渝瀘等州 海藥云出波斯國

時 生春生苗 採熟時取實

收 暴乾

用 實

質 類桑椹

色 皮黑肉白

味 辛

性 溫散

氣 氣之厚者陽也

臭 香

主 調五臟散結氣

製 雷公曰凡使採得後以刀刮上麤皮便擣用生薑自然汁拌之蒸一日了

出日乾每修事五兩用
生薑汁五兩蒸乾爲度

治 療海藥云治咳逆上氣心腹蟲痛胃
虛瀉霍亂吐逆食療云溫散結氣
及心腹中冷氣尤治
胃氣疾又下氣消穀

解 酒食味

草之走

蘿摩子 無毒　蔓生

蘿摩子

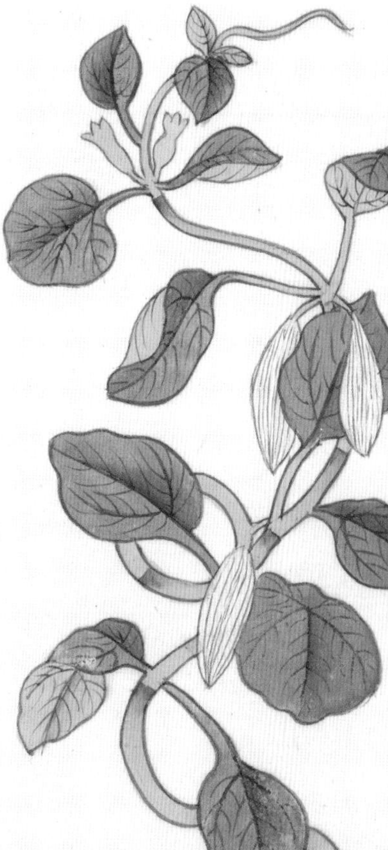

蘿摩子主虛勞葉食之功同於子名醫所錄

名 芄蘭 雀瓢

苗 陶隱居云葉厚大作藤兩節相對而圓其莖摘之有白汁人家多種之可以生噉亦堪蒸煮食也唐本注云按雀瓢是女青別名葉蓋相似以葉似

女青故兼名雀瓢今陸機云幽州人謂之雀瓢非也又爾雅云雚芄蘭釋曰雚謂之芄蘭郭璞云雚芄蔓生斷之有白汁可啖如此注卽是雚芄又名蘭也

地　圖經曰生幽州

時　生春生苗　採秋取實

收　暴乾

用　實莖葉

質　葉類女青

色 青

味 甘辛

性 温散緩

氣 氣之厚者陽也

臭 香

主 丹火毒

治 療 唐本注云條中白汁療蜘蛛蠶咬折取汁點瘡上 別錄云 蘿摩草治白癜風取白汁傅上揩令破再傅三度瘥及療丹火毒遍身赤腫不

可忍者搗絞取汁傅之或搗傅上隨手消

草之草

鬱金 無毒 叢生

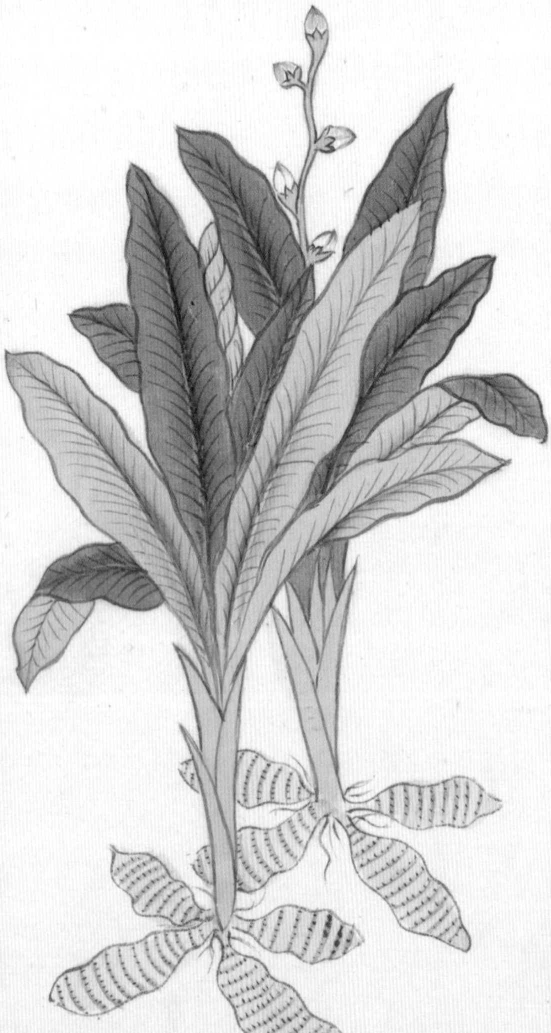
潮州鬱金

欝金主血積下氣生肌止血破惡血血淋

尿血金瘡名醫所錄

苗 圖經曰苗似薑黄花白質紅秋末出莖心而無實根黄赤色此即四畔子根也 衍義曰欝金不香今人將染衣最鮮明然不柰日炙染成衣則微有欝金之氣

地 圖經曰出西戎今廣南江西州郡亦有之 道地 蜀地潮州

時 生 四月生苗 採 二月八月取根

收 刮去皮火乾

用 根蟬肚者爲好

質 類薑黃輕浮而小

色 黃赤

味 辛苦

性 寒泄

氣 氣薄味厚陰也東垣云純陰

臭 香

主 破惡血散結氣

【製】剉碎或碾末用

【合】温醋摩服之療女人宿血氣心痛冷氣結聚○以一兩擣爲末合葱白一握相和以水一盞煎至三合去滓温服日三療尿血不定○以一分合藜蘆十分各爲末和勻每服一字用温漿水一盞先以少漿水調下餘者水漱口都服便以食壓之療風痰○以五箇大者合牛黃一皂莢子大別細研二味同爲散每服用醋漿水一盞同煎三沸温服療陽毒入胃下血頻疼痛不可忍

草之草

馬先蒿 無毒

叢生

馬先蒿

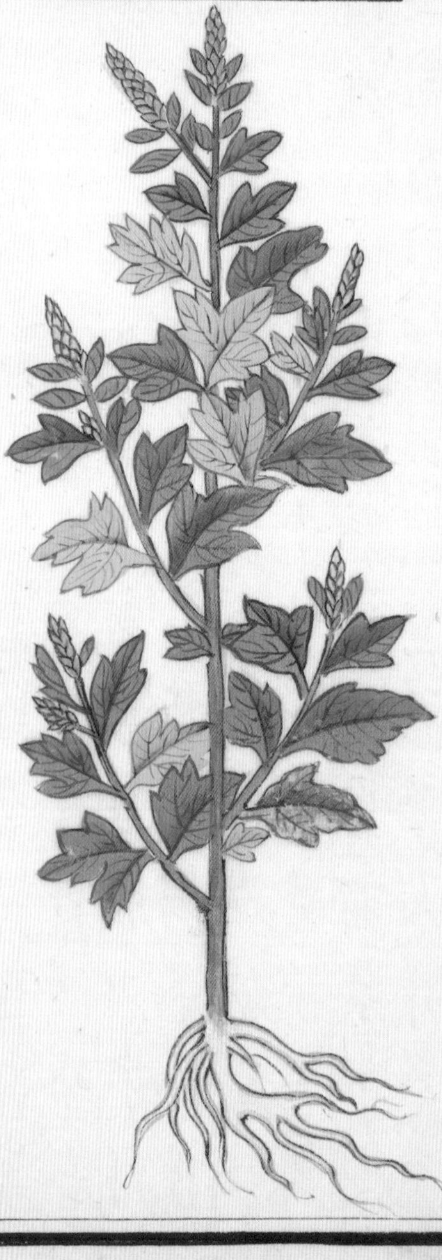

馬先蒿主寒熱鬼疰中風濕痺女子帶下病無子 神農本經

名 馬屎蒿　蔚　牡菣衍刄切　馬新蒿　爛石草　虎麻

苗 圖經曰春生苗葉如益母草花紅白色八九月有實俗謂虎麻小雅所謂匪莪伊蔚是也陸機云蔚牡蒿牡蒿牡菣也三月始生七月華似胡麻花而紫赤八月爲角角似小豆角銳而長郭璞注爾雅蔚牡菣謂無子者而陸云有子二說小異今當用有子者爲正

地 圖經曰生南陽川澤近道處處有之

時 生春生苗 採三月八月取莖葉

收 陰乾

【用】莖葉

【質】類茺蔚苗而短

【色】青

【味】苦

【性】平洩

【氣】味厚氣薄陰中之陽

【臭】香

【主】袪風癩散濕痹

製　去土及根剉碎用

治　療　陶隱居云消惡瘡

倉　細剉炒爲末每空心及晚食前温酒調下二錢匕治大風癩疾骨肉疽敗百節疼酸眉鬢脫落身體習習痒痛

草之草

延胡索　無毒　蔓生

延胡索

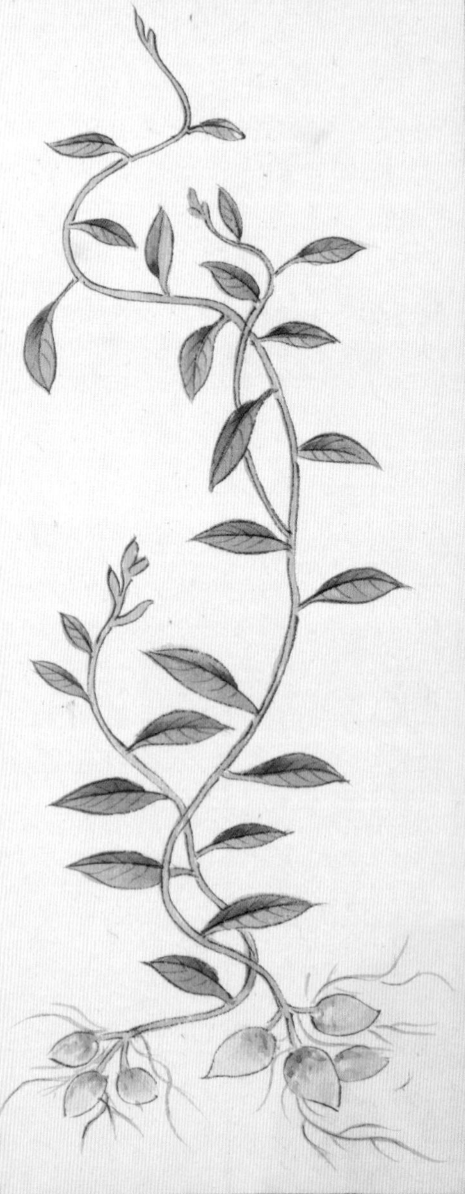

延胡索主破血產後諸病因血所爲者婦人月經不調腹中結塊崩中淋露產後血暈暴血衝上因損下血或酒摩及煑服名醫所錄

苗 【圖經曰】春生苗作蔓延被郊野或園圃間多有之其根如半夏而色黃至秋採之爲產家之聖藥也

地 【海藥云】生奚國從安東道來【道地】鎮江爲佳

時 【生】春生苗【採】秋取根

收 暴乾

用 根蛭蚺成末者爲好

質 類半夏而堅小

色 黃

味 辛

性 溫散

氣 氣之厚者陽也

臭 香

主 破血調氣

行 手太陰經足太陰經

治 療 日華子云除風治氣暖腰膝破癥癖撲損瘀血落胎及暴腰痛 海藥云主腎氣破產後惡露及兒枕 湯液本草云止心氣痛小腹痛

【合】三稜鼈甲大黃爲散能散氣通經絡○以一兩擣羅爲散不計時候用豆淋酒調下二錢匕療墮落車馬筋骨疼痛不止○爲末合酒調服一錢匕療產後心悶手脚煩熱氣力欲絕血暈連心頭硬及寒熱不禁○爲末合豬胰一具切作塊子炙熟蘸藥末食之療膜外氣及氣塊

【禁】妊娠不可服

一十種陳藏器餘

百丈青味苦寒平無毒主解諸毒物天行瘴瘧疫毒並煑服亦生擣絞汁生江南林

澤藤蔓緊硬葉如著蘋對生根服令人下

痢

斫合子無毒主金瘡生膚止血擣碎傳瘡

上葉主目熱赤挼滴目中云昔漢高帝戰

時用此傳軍士金瘡故云斫合子籬落間

藤蔓生至秋霜子如椰絮一名薰桑一名

雞腸

獨自草有大毒煎傳箭鏃人中之立死生

西南夷中獨莖生續漢書曰出西夜國人中之輒死今西南夷獠中猶用此藥傅箭鏃解之法在拾遺石部鹽藥條中

金釵股味辛平小毒解諸藥毒人中毒者煑汁服之亦生研更烈必大吐下如無毒亦吐去熱痰瘧瘴天行蠱毒喉閉生嶺南山谷根如細辛三四十莖一名三十根釵子股嶺南人用之

博落廻有大毒主惡瘡瘻根瘤贅瘜肉白癜風蠱毒精魅溪毒已上瘡瘻者和百丈青雞𠔃灰等爲末傅瘻瘡蠱毒精魅當有别法生江南山谷莖葉如萆麻莖中空吹作聲如博落廻折之有黄汁藥人立死不可入口也

毛建草及子味辛温有毒主惡瘡癰腫疼痛未潰煎擣葉傅之不得入瘡令人肉爛

主瘧令病者取一握微碎縛臂上男左女右勿令近肉便即成瘡子和薑擣破破冷氣田野間呼爲猴蒜生江東澤畔葉如芥而大上有毛花黃子如蒺蔾又有建有毒生水旁葉似胡芹未聞餘功大相似

數低味甘溫無毒主冷風冷氣下宿食不消脹滿生西蕃北土亦無有似茴香胡人作羹食之

仰盃味辛溫有小毒主蠱飛尸喉閉水磨服少許亦磨傅皮膚惡腫生東陽山谷苗似承露仙根圓如仰盃子大如雞卵

離鬲草味辛寒有小毒主瘰癧丹毒小兒無辜寒熱大腹痞滿痰飲膈上熱生研絞汁服一合當吐出胸膈間宿物生人家階庭濕處高二三寸苗葉似羃䍥去瘧爲上江東有之北土無

盧藥味鹹溫無毒主折傷內損瘀血生膚
止痛主產後血病治五臟除邪氣補虛損
乳及水煑服之亦擣碎傳傷折處生胡國
似乾茅黃赤色

本草品彙精要卷之十一

本草品彙精要卷之十二

草部中品之下

已上總五十一種

内一十八種今增圖

肉豆蔻宋附　補骨脂宋附　零陵香宋附

縮砂蜜宋附　蓬莪茂旬律切宋附　積雪草連錢草也

白前　薺苨　白藥唐附

莎草　香附子舊名莎草根　水香稜今分條并增圖

蓽澄茄宋附　胡黃連宋附　船底苔宋附水中苔附今增圖

紅豆蔻宋附今增圖　蒔蘿宋附　艾納香宋附今增圖

一十種陳藏器餘

迷迭　故魚網　故繳脚布

江中採出蘆　蝨建草　含生草

蒐肝草　石芒　蠶繭草

問荊

本草品彙精要卷之十二

草部中品之下

草之草

肉荳蔻 無毒

叢生

廣州肉荳蔻

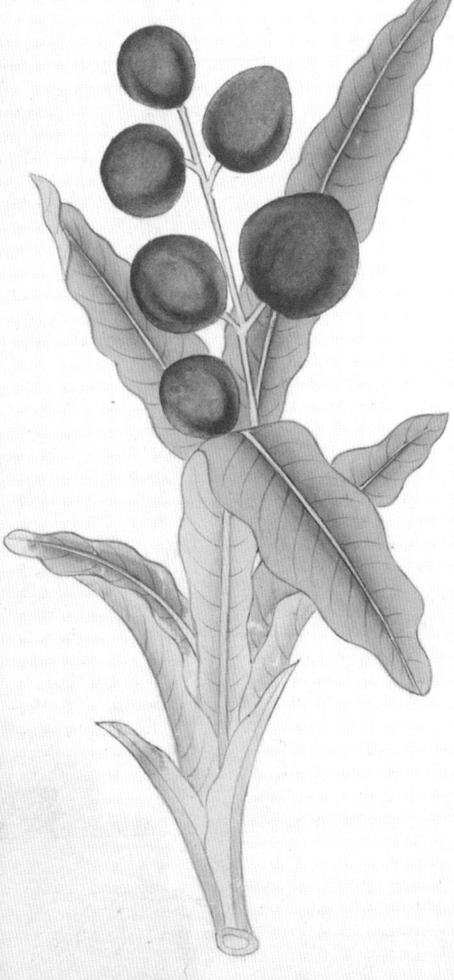

肉荳蔻主鬼氣溫中治積冷心腹脹痛霍亂中惡冷疰嘔沫冷氣消食止洩小兒乳霍 名醫所錄

【名】迦拘勒

【苗】【圖經曰】春生苗花實似荳蔻其形圓小皮紫緊薄中肉辛辣而有油色者爲佳枯白味薄瘦虛者爲下也

【地】【圖經曰】出胡國今惟嶺南人家種之【海藥云】生秦國及崑崙【道地】廣州

【時】【生】春生苗【採】六月七月取實

收　暴乾

用　實

質　類橡子無殼而皮皺

色　蒼褐

味　辛

性　温散

氣　氣之厚者陽也

臭　香

【主】止瀉痢開胃消食

【行】手陽明經

【製】雷公云凡使須以糯米作粉使熱湯搜裹豆蔻於灰火中炮待米團子燋黃熟然後去米團取用

【治】療藥性論云治小兒吐逆不下乳腹痛宿食不消痰飲日華子云調中下氣別錄云止心腹蟲痛脾胃虛冷氣併冷熱虛洩赤白痢

【合】以二顆用醋調麪裹煨黃焦和麪碾末合炒欓子末一兩以炒陳米末二錢煎飲調下三錢治脾泄氣痢日二服差○合生薑湯服治霍亂吐利

【禁】多服則泄氣勿令犯銅器

【解】酒毒

草之木

補骨脂 無毒

植生

梧州補骨脂

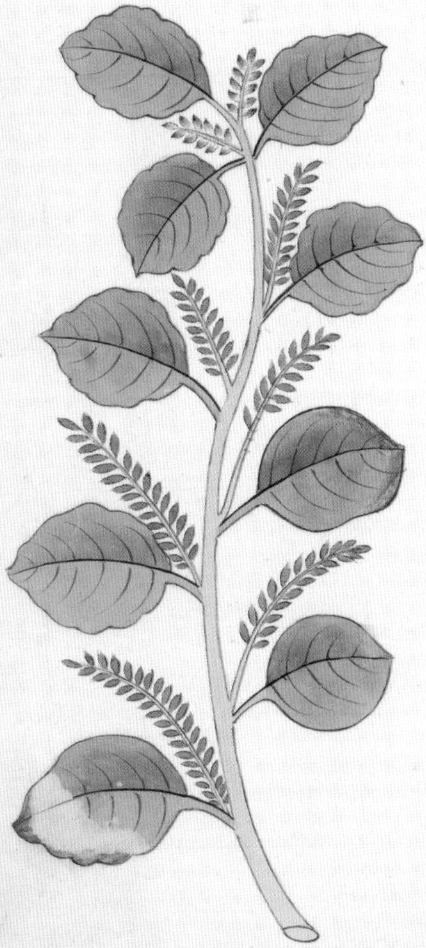

補骨脂主五勞七傷風虛冷骨髓傷敗腎冷精流及婦人血氣墮胎名醫所錄

名　破故紙　婆固脂　胡韭子　補骨鴟

苗　圖經曰莖高三四尺葉似薄荷花微紫色實如麻子圓扁而黑或云胡韭子也此物本自外蕃隨海船而來非中華所有蕃人呼為補骨鴟語訛為破故紙也

地　圖經曰出波斯國今廣南諸州及嶺外山坂間　道地南蕃梧州

時　生春生苗　採九月取實

用 子

質 類五味核而匾黑

色 黑

味 辛

性 大温

氣 氣之厚者陽也

臭 香

主 固精氣止腰痛

【反】惡甘草

【製】雷公云凡使性本大燥毒用酒浸一宿後漉出却用東流水浸三日夜却蒸從巳至申出日乾用

【治】療藥性論云治腰膝冷疼痛囊濕逐諸冷頑痹止小便利腹中冷日華子云治冷勞明耳目

補日華子云興陽事

【合治】以十兩去皮洗淨爲末用去皮胡桃瓤二十兩細研入前末內蜜和攪如飴盛甆器中旦日以酒調服一匙治濕傷內外衆疾久服則延年益氣悅心明目補添筋骨服後以飯壓下如不飲酒以湯調服但禁食芸薹羊血

草之草

零陵香 無毒

植生

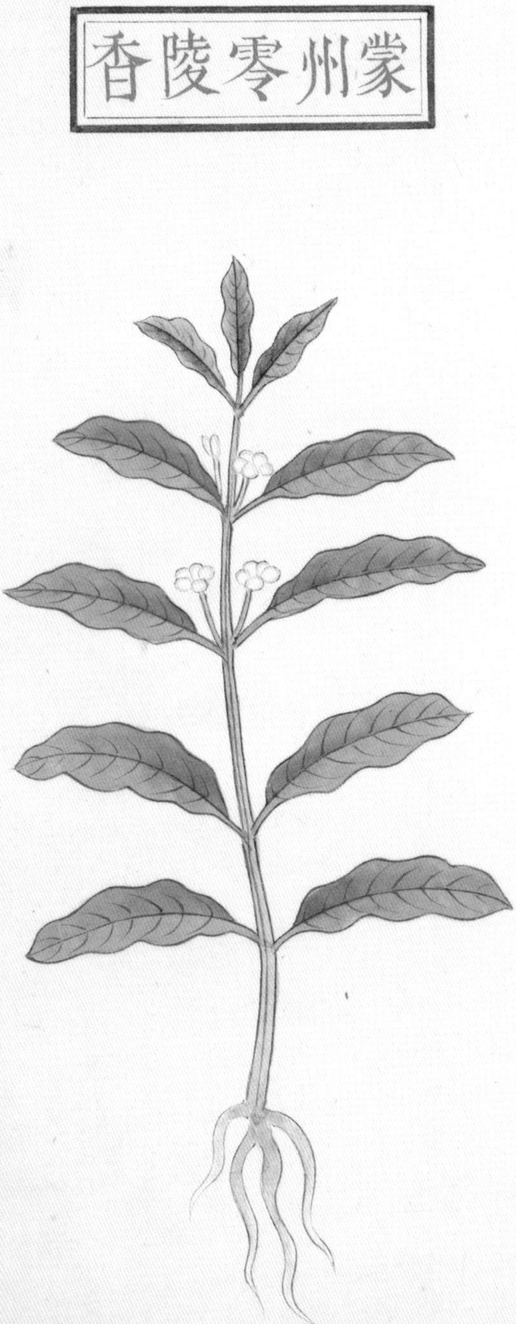

濠州零陵香

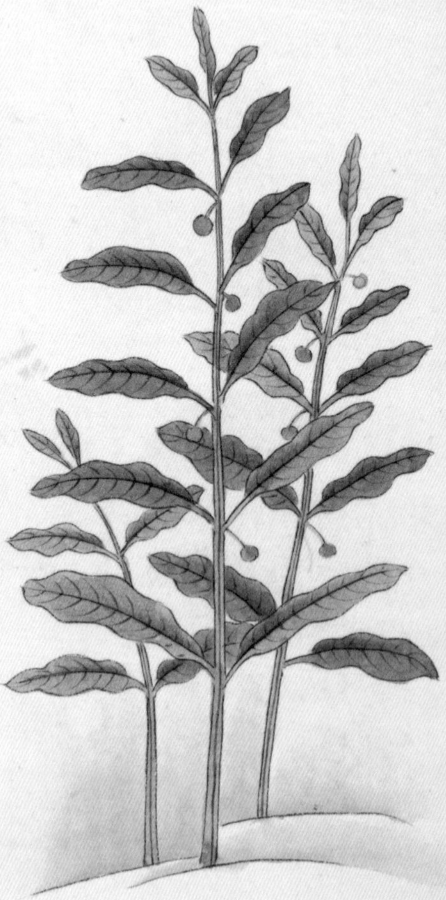

零陵香主惡氣疰心腹痛滿下氣令體香和諸香作湯丸用之（名醫所錄）

名 燕草　薰草　香草　蕙草

苗 （圖經曰）多生下濕地葉如羅勒亦似麻兩兩相對莖方氣如蘼蕪常以七

月中旬開花至香卽古所謂薰草是也其莖葉謂之蕙其根謂之薰三月採脫節者良今江淮間土生者作香亦可用但不及湖嶺者芬薰爾

地 圖經曰生湖嶺諸州江淮間皆有之海藥云廣南山谷道地零陵山谷濛州

時 生春生苗 採三月取莖葉

收 陰乾

用 莖葉

色 青黃

【味】甘

【性】平緩

【氣】氣厚於味陽中之陰

【臭】香

【主】去邪惡辟穢氣

【助】得酒良

【製】【圖經曰】作窑竈以火炭焙乾令黄色乃佳

【治】【療】【陳藏器云】明目止淚療洩精去邪惡氣傷寒頭痛

【合治】合升麻細辛煎含療風邪衝心牙車腫痛痏䘌○合酒煎服治血氣腹脹

【禁】多服令人氣喘

草之草

縮沙蜜 無毒 植生

新州縮沙蜜

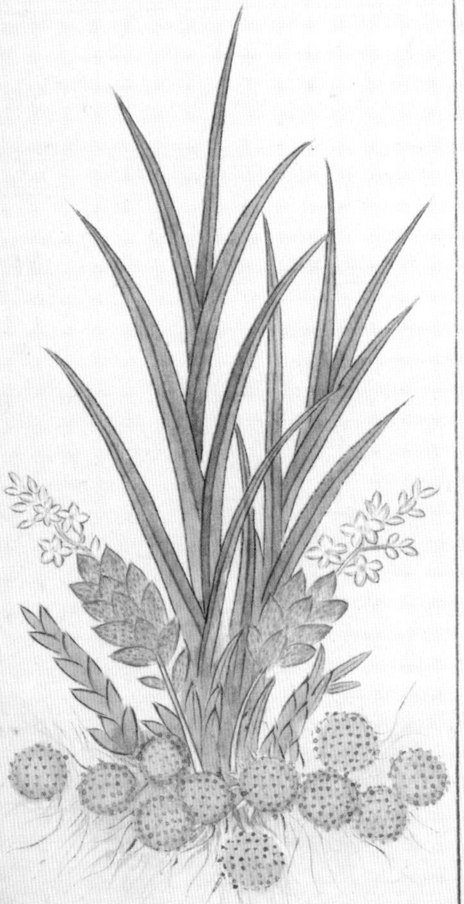

縮沙蜜主虛勞冷瀉宿食不消赤白洩痢腹中虛痛下氣名醫所錄

【苗】【圖經曰】生南地者苗似廉薑形如白豆蔻其皮緊厚而皺黃赤色又云苗莖似高良薑高三四尺葉青長八九寸闊半寸許三月四月開花在根下五六月成實五七十枚作一穗狀似益智皮緊厚而皺如栗文外有刺黃赤色皮間細子一團八隔可四十餘粒如黍米大微黑色也

【地】【圖經曰】生南地今惟嶺南山澤間有之【藥性論】云出波斯國【道地】新州

【時】【生】春生苗【採】七月八月取實

收 暴乾

用 實

質 類白荳蔻皮緊厚而皺黃赤色

色 黑褐

味 辛

性 温散

氣 氣之厚者陽也

臭 香

【主】快氣消食

【行】手足太陰經陽明經太陽經足少陰經

【助】得訶子鱉甲荳蔻白蕪荑良與白荳蔻爲使則入肺與人參益智爲使則入脾與黄檗茯苓爲使則入腎與赤白石脂爲使則入大小腸

【製】去皮土

【治】【療】【藥性論云】治冷氣腹痛止休息氣痢勞損消化水穀温暖脾胃【陳藏器云】主上氣欬嗽奔豚鬼疰驚癎邪氣【日華子云】除一切氣霍亂轉筋心腹痛能起酒香味

【合治】砂仁二錢炒令熟透爲末合熱酒調服治妊娠偶因所觸或墜高傷打致胎動不安腹中痛不可忍者服之須臾覺腹中胎動處極熱卽胎已安

草之草

蓬莪茂 無毒 叢生

端州蓬莪茂

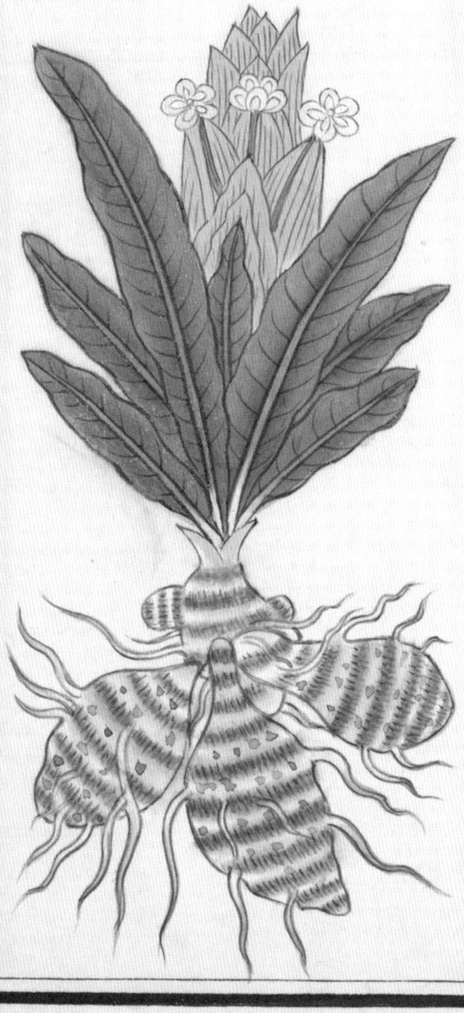

温州蓬莪茂

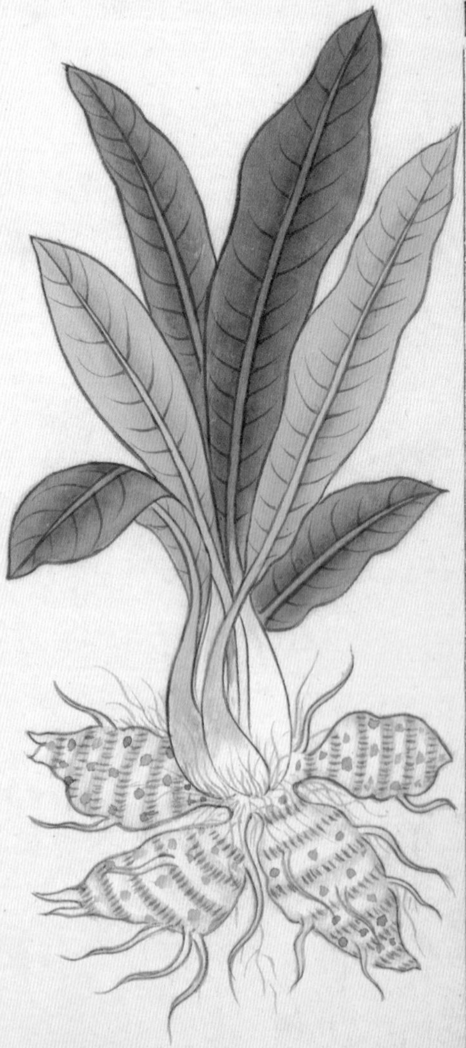

蓬莪茂主心腹痛中惡疰忤鬼氣霍亂冷氣吐酸水解毒食飲不消酒研服之又療婦人血氣丈夫奔豘名醫所錄

名　蓬莪　蒁　波殺

苗 圖經曰春生田野其莖如錢大高二三尺葉青白色長一二尺大五寸以來頗類蘘荷五月有花作穗黃色頭微紫子似乾椹根如生薑而莖在根下似雞鴨卵大小不常並生一好一惡惡者有毒西戎人取時先放羊食羊食者用之羊不食者則棄之 陳藏器云黑色者爲蓬莪黃色者爲蒁味甘有大毒者爲波殺也

地 圖經曰生廣南諸州今江浙亦有之 道地 西戎

時 生 三月生苗 採 九月取根

收 暴乾

【用】根堅實者爲好

【質】類芋

【色】黑黄

【味】苦辛

【性】温泄散

【氣】氣厚味薄陽中之陰

【臭】香

【主】破積聚消瘀血

【助】得酒醋良

【製】圖經曰削去麤皮蒸熟暴乾用此物極堅硬難擣治用時熱灰火中煨令透熟乘熱入臼中擣之卽碎如粉雷公云凡使於砂盆中用醋磨令盡然後於火畔吸令乾重篩過用之

【治】療日華子云除一切氣開胃消食通月經及內損惡血

【合】合酒醋磨服治女子血氣心痛破痃癖冷氣

草之草

積雪草無毒　蔓生

積雪草

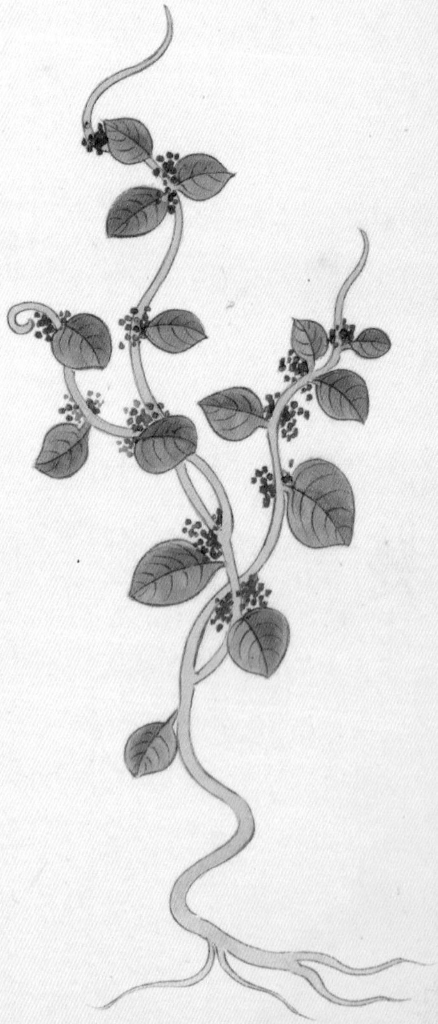

積雪草主大熱惡瘡癰疽浸淫赤熛皮膚赤身熱神農本經

名 地錢草 連錢草 胡薄苛 海蘇

苗 圖經曰葉圓如錢莖細而勁五月開花蔓延溪澗之側荊楚人以葉如錢

謂之地錢草【衍義曰】此草今南方多生陰濕地形如水荇而小面亦光潔微尖爲異爾今人亦謂之連錢草蓋取其象也

【地】【圖經曰】生荊州川谷及咸陽臨淄濟陽郡濕地池澤今處處有之

【時】【生】春生苗【採】八月九月取苗葉

【收】陰乾

【用】苗葉花

【質】類水荇光潔而微尖

【色】青

味 苦

性 寒洩

氣 氣薄味厚陰也

臭 香

主 熱腫丹毒

治 療 唐本注云 除暴熱小兒丹毒寒熱腹內熱結擣絞汁服 藥性論云 治瘰癧鼠漏寒熱時節來往 衍義曰 治一切熱毒癰疽擣末水調傅之

合 合鹽挼貼腫毒并風瘮疥癬○花擣末方寸匕合醋服療女子小腹中痛

月經初來腰中切痛連脊間如刀錐所刺忍不堪者

草之草

白前 無毒

植生

越州白前

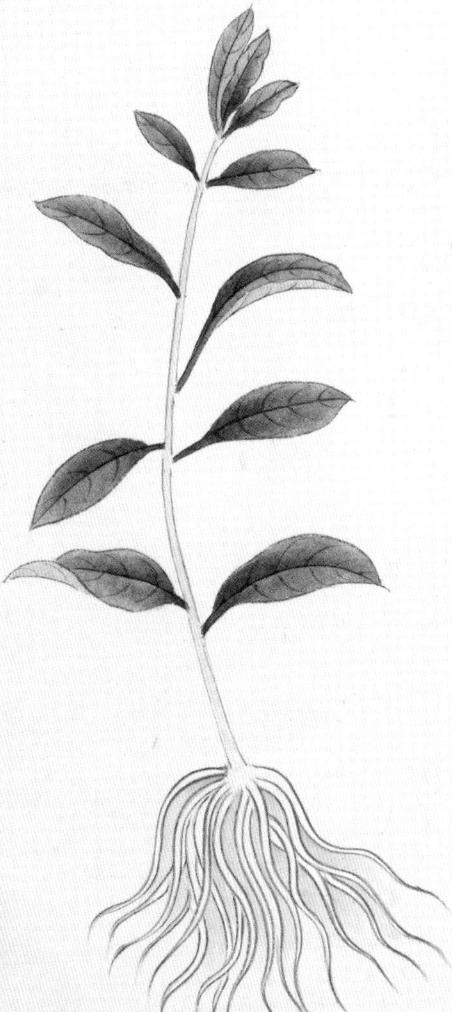

舒州白前

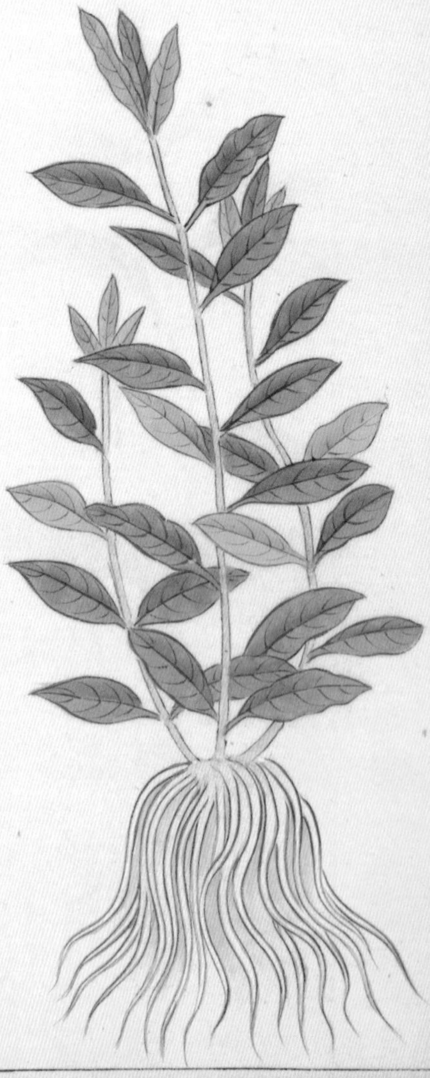

白前主胸脇逆氣欬嗽上氣名醫所錄

名 石藍

苗 圖經曰苗似細辛而大色白易折亦有葉似柳或似芫花苗者並高尺許生洲渚砂磧之上根白長於細辛亦似牛膝白薇輩今用蔓生者味苦非

眞也

【地】【圖經曰】生蜀中及淮浙州郡皆有之【道地】越州舒州

【時】【生】春生苗【採】二月八月取根

【收】暴乾

【用】根麄脆者爲好

【質】類牛膝而白

【色】白

【味】甘

【性】微温緩〔蜀本云〕微寒

【氣】氣厚味薄陽中之陰

【主】保肺氣止欬嗽

【助】得温藥相佐使爲良

【製】〔雷公云〕凡使先用生甘草水浸一伏時後漉出去頭鬚焙乾任入藥中用

【治】療〔陶隱居云〕除氣嗽〔唐本注云〕治上氣衝喉中呼吸欲絕者〔日華子云〕療賁㹠腎氣肺氣煩悶

【合】以二兩合紫菀半夏各三兩大戟七合水一斗漬一宿煑取三升分三服

療久欬逆上氣體腫短氣脹滿不得
臥常作水雞聲者服此禁食羊肉餳

草之草

薺苨 無毒

植生

潤州薺苨

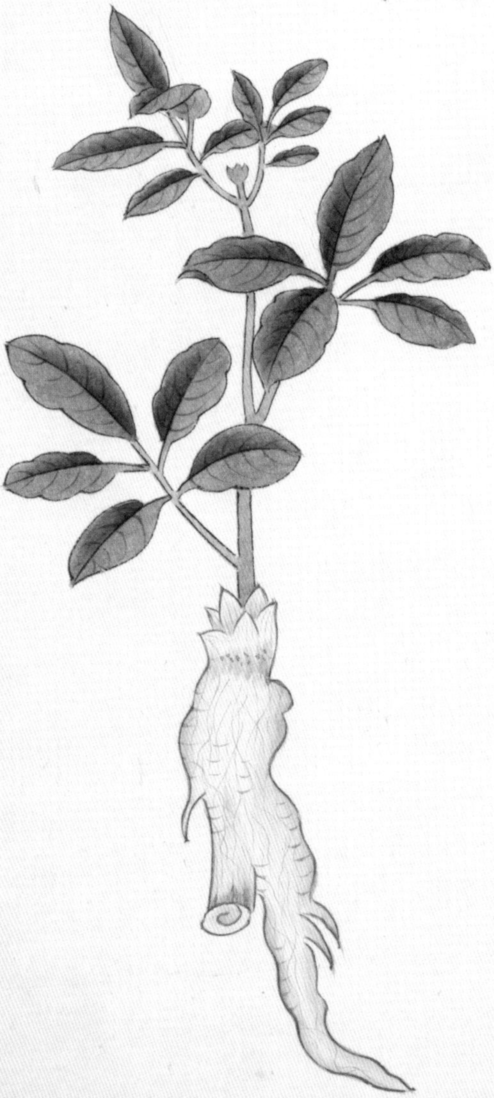

蜀州薺苨

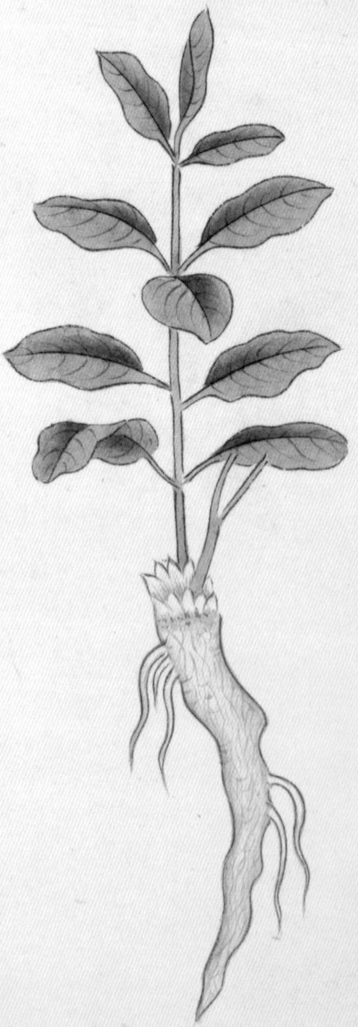

薺苨主解百藥毒 名醫所錄

名 菧苨

苗 圖經曰春生苗莖都似人參而葉小異根似桔梗但無心爲異潤州尤多人家收以爲果菜或作脯噉之味甚甘美陶隱居云絕能殺毒以其與毒

藥共處而毒皆自然
歇不止入方家用也

【地】【圖經曰】生川蜀江浙皆有之【道地】潤州蜀州

【時】【生】春生苗【採】二月八月取根

【收】暴乾

【用】根

【質】類桔梗而無心

【色】黃白

【味】甘

性 寒緩

氣 氣之薄者陽中之陰

臭 腥

主 熱狂温疾

治 療 日華子云殺蟲毒蛇蟲咬署毒箭
別錄云蒸作羹粥食之利肺氣和
中明目止痛
擣爛傅疔腫

解 煑水服解誤食鉤吻葉毒〇汁解五
石毒

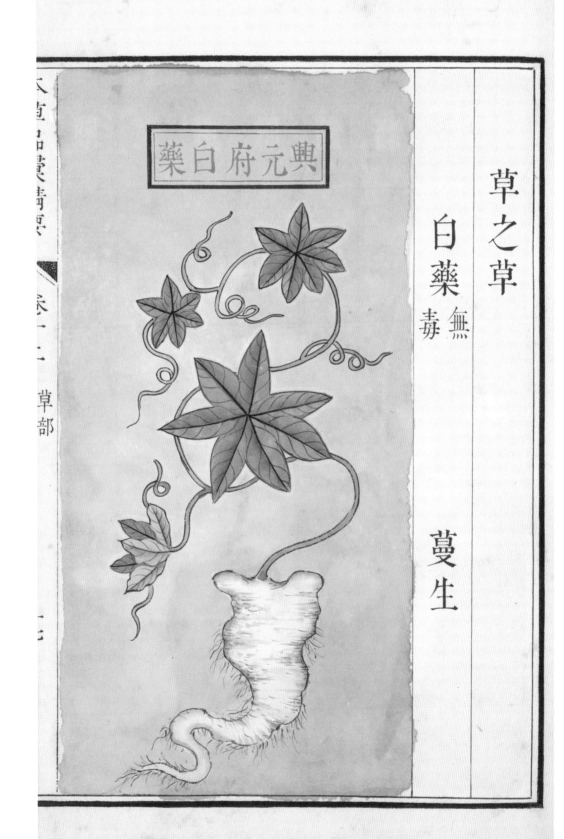

草之草

白藥 無毒

蔓生

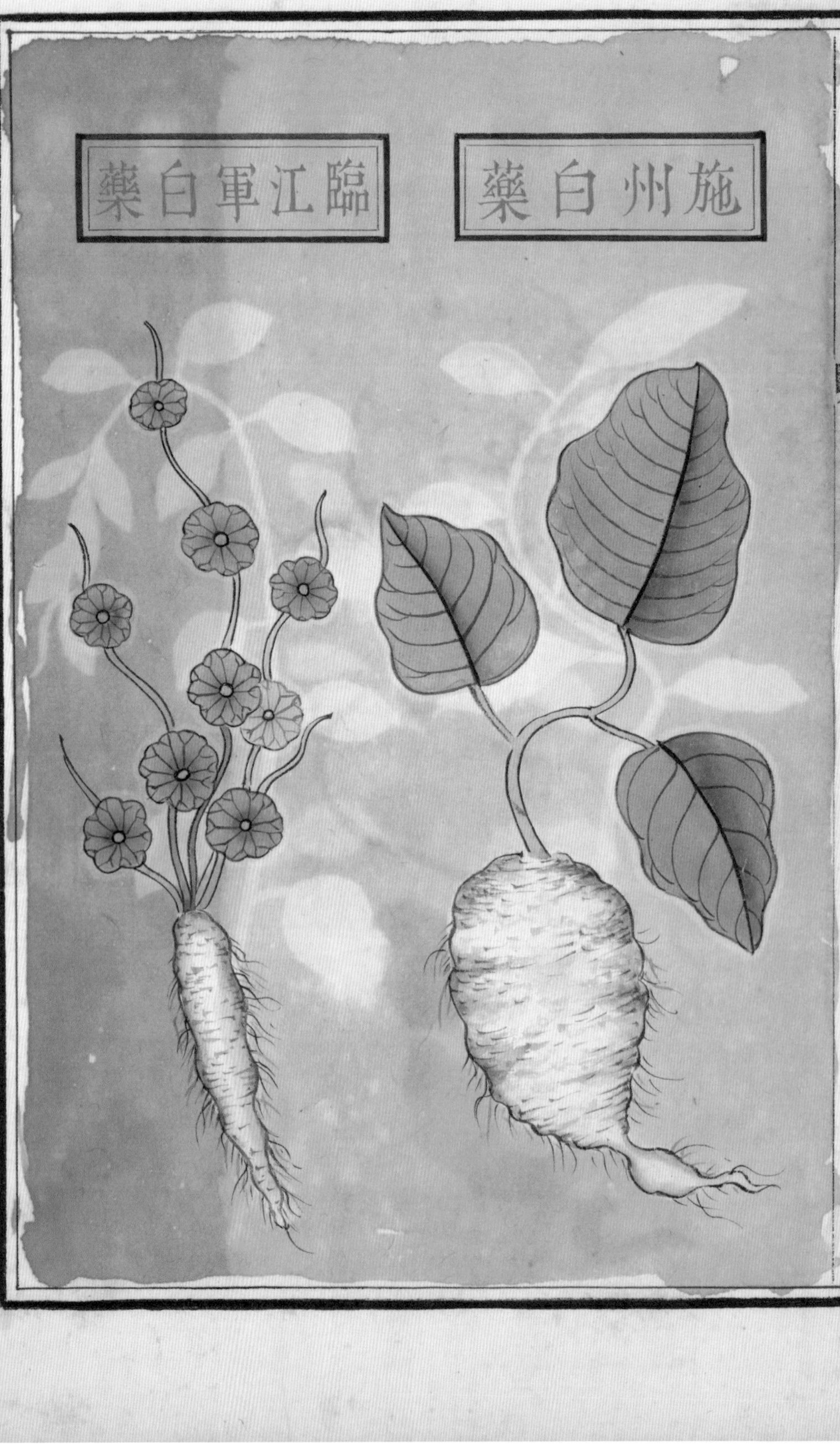
施州白藥
臨江軍白藥

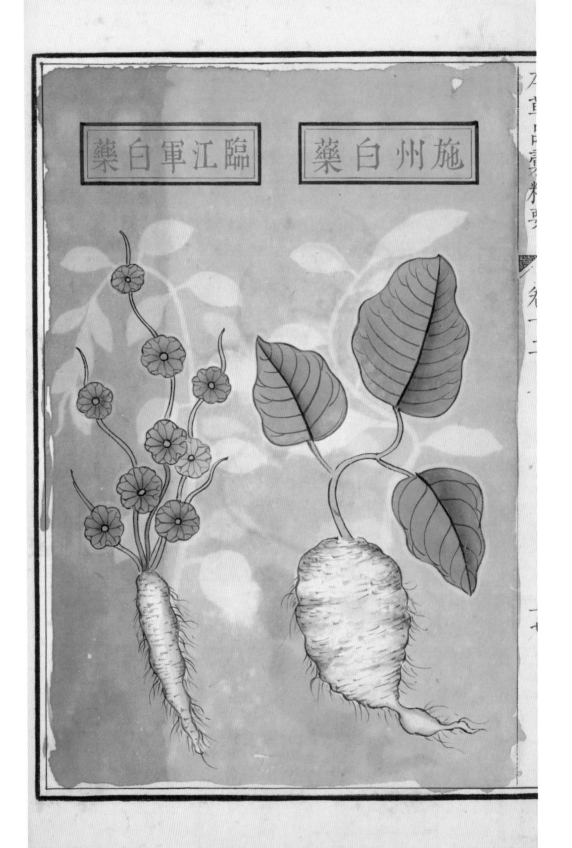

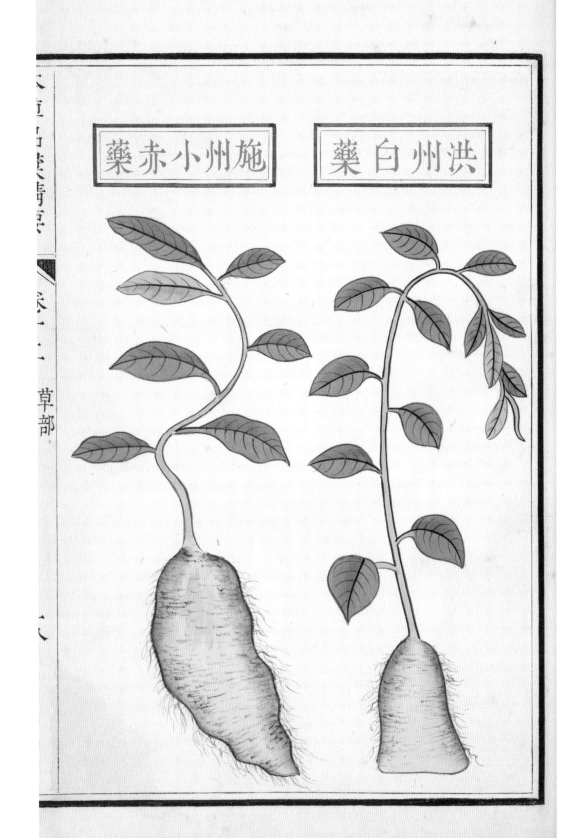

施州小赤藥

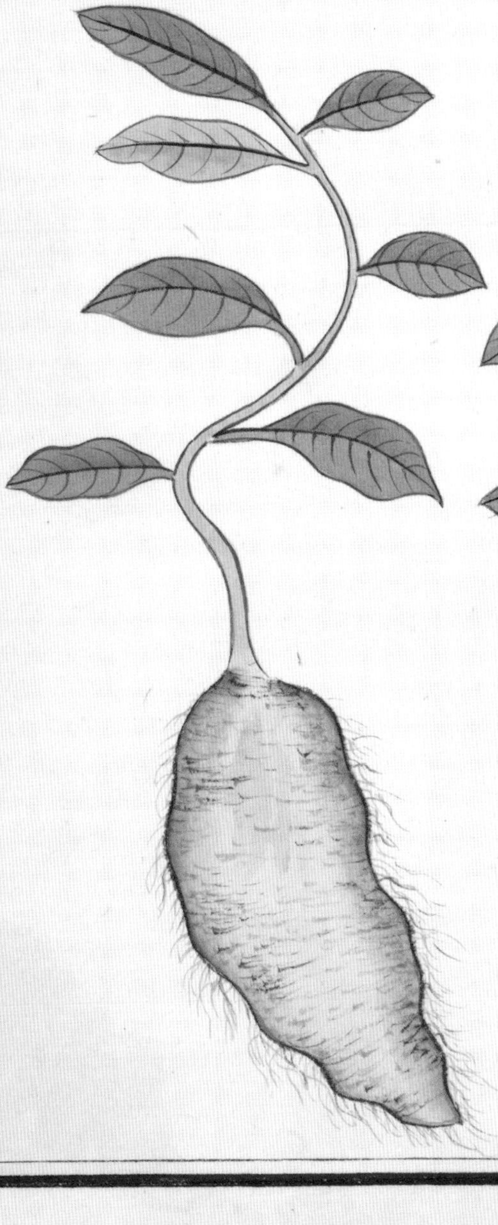

洪州白藥

白藥主金瘡生肌名醫所錄

名　白藥子　苽蔞實名

苗　圖經曰三月生苗似苦苣葉四月而赤莖長似葫蘆蔓六月開白花八月結子其根皮黄肉白江西出者葉似烏臼子如菉豆至八月其子變成赤色

地　圖經曰出原州今夔州江西嶺南亦有之道地興元府臨江軍洪州施州

時　生春生苗　採九月取根

收　暴乾

用 根

質 類菰蔞根

色 皮黃肉白

味 辛

性 温散

氣 氣之厚者陽也

臭 朽

主 消腫毒

製 洗淨細剉用

治 療圖經曰主諸瘡癰腫不散唐本注云治刀斧折傷能止血痛藥性論云治喉中熱塞噎痹不通胸中隘塞咽中常痛腫脹日華子云消痰止嗽治渴并吐血喉閉○苗莖消惡瘡疥癬風瘙

合治 合野猪尾洗去麤皮爲末酒服療心氣痛解熱毒○末合雞子清調攤貼臍下護妊娠傷寒恐動胎

解 野葛生金巴豆藥毒

草之草

葒草 無毒 植生

葒草

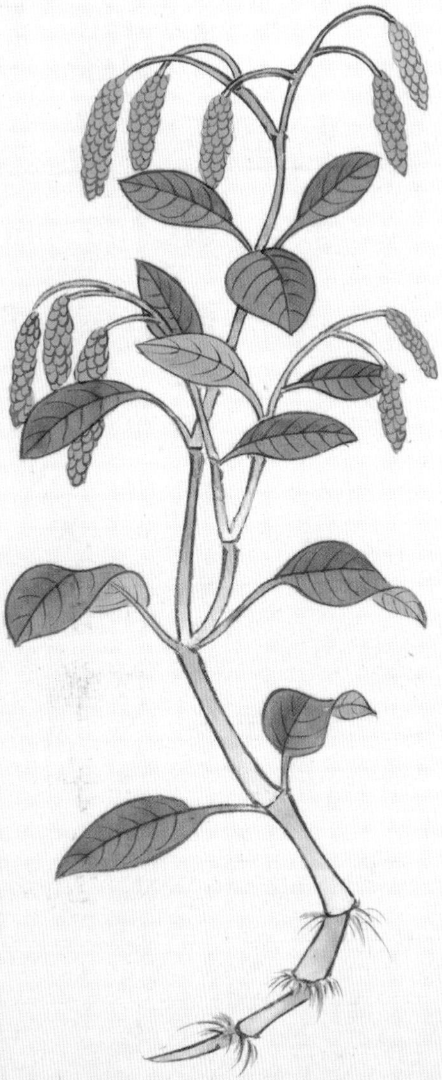

葒 音紅 草主消渴去熱明目益氣 名醫所錄

名 鴻䕯 音纈 游龍

苗 圖經曰此即水紅花也似蓼而葉大赤白色高丈餘其枝幹樛屈著土處有根如龍詩所謂隰有游龍是也陸機云一名馬蓼本經云似馬蓼而大若然馬蓼自是一種也

地 圖經曰舊不載所出州土今生水傍及所在下濕地多有之

時 生春生苗 採五月取實

收 陰乾

用 莖實根

質 類馬蓼而大

【色】紅
【味】鹹
【性】微寒輭
【氣】氣薄味厚陰中之陽
【臭】香
【主】明眼目消瘡毒
【治】療　陶隱居云作湯洗除腳氣　陳藏器云消水氣惡瘡腫作湯洗之

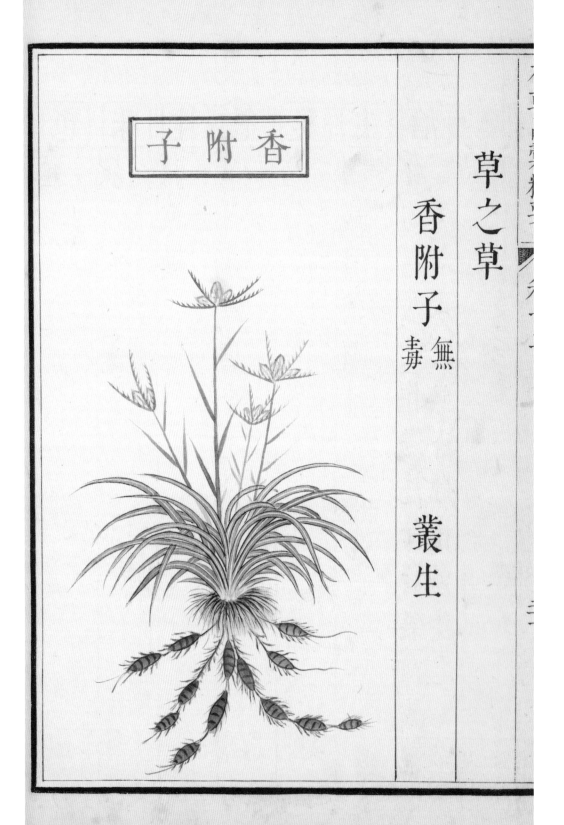

草之草

香附子 無毒

叢生

香附子

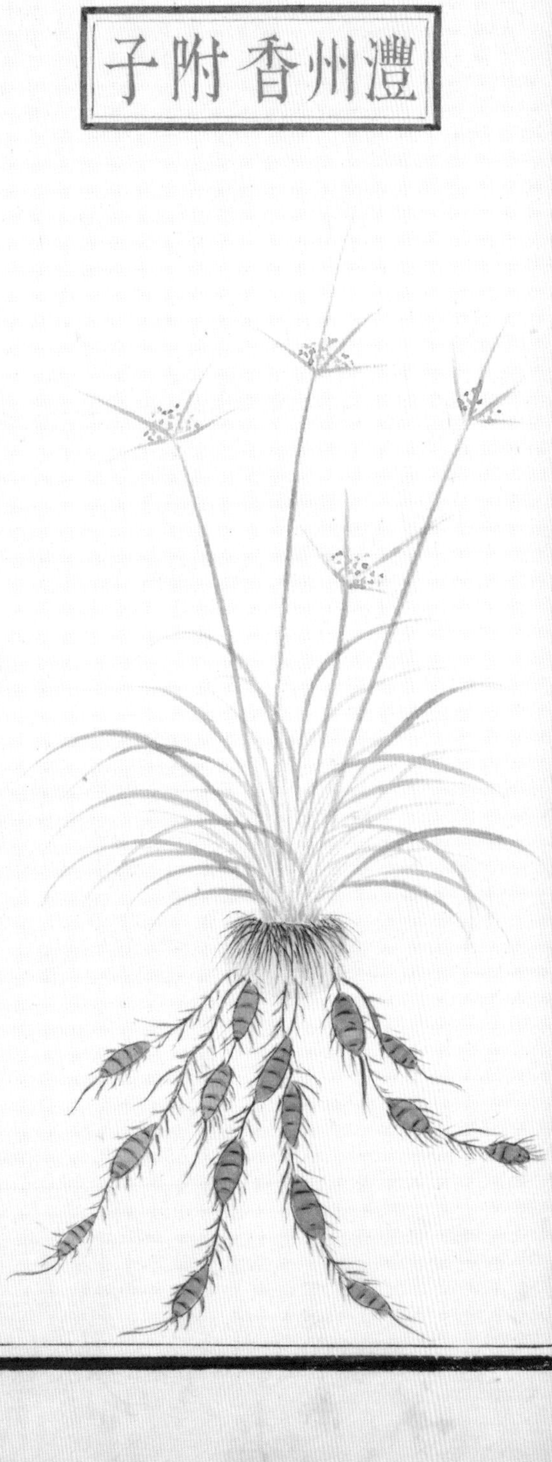

香附子主除胸中熱克皮毛久服令人益氣長鬚眉名醫所錄

名 莎草根 薃音號 侯莎 雀頭香
緹實名

苗 圖經曰苗莖葉都似三稜根如棗許周匝多毛交州者最大爲勝今近道生者苗葉似薤而瘦其子若麥門冬附根而生如山茱萸大至秋堅實因附根生而有香氣故謂之香附子凡血氣藥中必用之能引血藥至氣分而生血此陽生陰長之義乃婦人之仙藥也

地 圖經曰生田野今處處有之 道地 澧州交州者最勝

時 生 春生苗 採 二月八月取根下子

收 陰乾

用 根下子

色 皮黑肉紫

味 甘

性 微寒

氣 氣之薄者陽中之陰

臭 香

主 散鬱快氣

製 雷公云凡採得後陰乾於石臼中擣碎去毛醋煑或童便浸炒黑能止血

治 療唐本注云大下氣除胃中熱湯液本草云治崩漏又能逐去凝血

【合治】合蒼朮撫芎解諸欝○香附子一斤醋浸一日用瓦銚慢火煑令醋盡漉出切片焙乾為末合艾葉末四兩當歸末二兩以醋糊丸如梧子大每服五十丸淡醋湯下治婦人經候不調血氣刺痛腹脇膨脹頭暈惡心崩漏帶下便血癥瘕並宜服之

【忌】鐵器

草之草

水香稜 無毒 叢生

水香稜

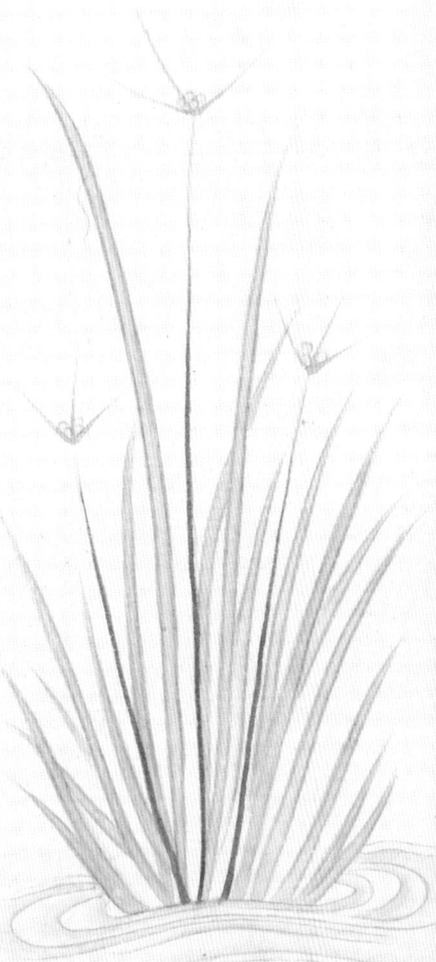

水香稜主丈夫心肺中虛風及客熱膀胱間連脇下時有氣妨皮膚瘙痒癮㽷飲食不多日漸瘦損常有憂愁心忪少氣名醫所錄

名 水莎 草附子 地賴根 續根草 莎結 水巴戟 三稜草

【苗】圖經曰苗名香稜根名莎結亦名草附子河南及淮南名水莎隴西謂西地頼根蜀郡名續根草又名水巴戟今涪都最饒名三稜草用莖作鞋履者是也功狀與香附子頗相類但味差耳

謹按此種苗葉似莎草長而有稜故名三稜草根若附子謂之草附子圖經以此與香附子功狀相類考之出產不同實非一種析之庶不互用

【地】圖經曰生博平郡池澤中及河南淮南隴西蜀郡涪都今所在皆有之

【時】生春生苗

採春取苗及花入冬取根

收 陰乾
用 苗及根
色 苗青根紫
味 辛
性 微寒澀
氣 氣之薄者陽中之陰
臭 香
治 療圖經曰苗二十斤剉以水二石五
斗煑取一石五斗浴之令汗出五

六度治肺中風皮膚瘙痒卽止
每載四時常用則癮疹風永差
【合治】根二斤切熬令香以生絹袋盛貯於
三斗無灰清酒中近暖處浸之春三
月浸一日冬十月浸七日每空腹服
一盞日夜三四服之常令酒氣相續
治心中客熱膀胱間連脇下氣妨常
日憂愁不樂兼心忪者若不飲酒以
根十兩合桂心五兩蕪荑三兩和擣
爲末蜜丸擣一千杵丸如梧子大每
空心用酒及薑蜜湯飲汁等下二十
丸日再服漸加至三十丸以差爲度

草之木

蓽澄茄 無毒 植生

廣州蓽澄茄

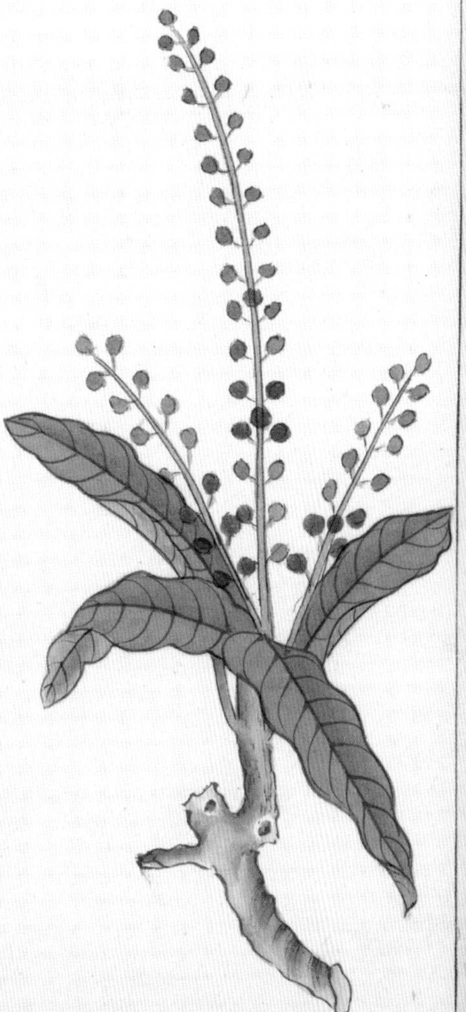

蓽澄茄主下氣消食皮膚風心腹間氣脹令人能食療鬼氣能染髮及香身名醫所錄

名 毘陵茄子

苗 圖經曰春夏生葉青滑可愛結實似梧桐子及蔓荊子而微大

地 圖經曰生佛誓國 道地 廣州

時 生 春夏生葉 採 八月九月取實

用 實

質 類蔓荊子有柄而蔕圓

色 黑

味 辛

性 温散

氣 氣之厚者陽也

【臭】香

【主】胃寒霍亂腎氣膀胱冷

【製】雷公云去柄酒拌蒸從巳至酉出細杵任用之

【治】療日華子云治諸氣并霍亂吐瀉腹痛海藥云主心腹卒痛痃癖冷氣

【合】合高良薑各三分為末每服二錢水六分煎十餘沸入醋少許攪勻和滓服之治傷寒欬逆日夜不定者

草之草

胡黃連 無毒 叢生

廣州胡黃連

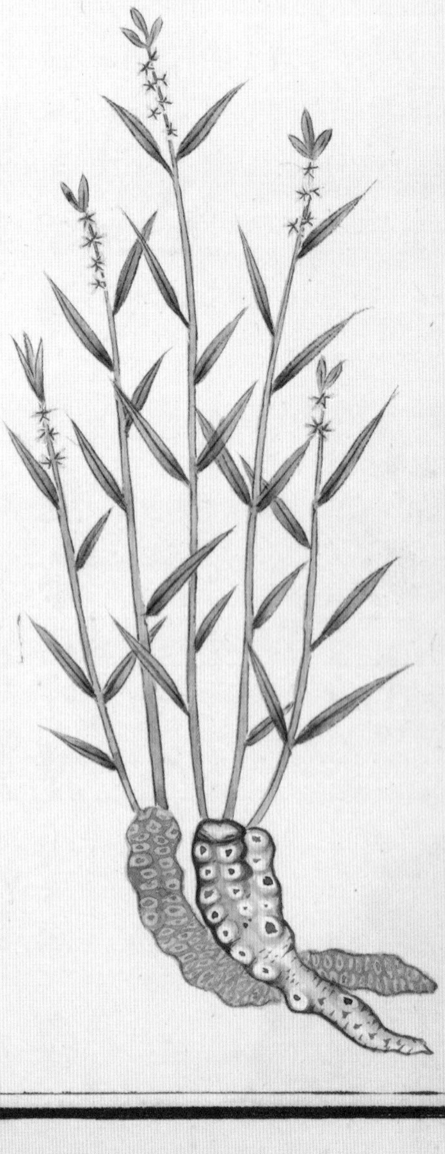

胡黃連主久痢成疳傷寒欬嗽温瘧骨熱理腰腎去陰汗小兒驚癇寒熱不下食霍亂下痢名醫所録

名　割孤露澤

苗 圖經曰苗若夏枯草初生似蘆乾似楊柳枯枝根頭似烏觜心黑外黃折之肉似鸜鵒眼者
小兒藥中多用之
地 圖經曰生胡國今南海及秦隴間亦有之唐本云出波斯國海畔陸地道地廣州
時 生春生苗 採八月上旬取根又不拘時月取之
用 根折之塵出如烟者爲眞
質 類宣黃連而麤大
色 黑黃

【味】苦

【性】平寒洩

【氣】氣薄味厚陰中之陽

【臭】香

【主】骨蒸痟熱

【反】惡菊花玄參白鮮皮

【製】剉碎用

【治】【療】【唐本注云】治骨蒸勞熱三消五痔并冷熱洩痢及婦人胎蒸虛驚大

人五心
煩熱
【補】唐本注云補肝膽明
目益顏色厚腸胃
【合】合人乳汁浸點目甚良○合柴胡等
分為末蜜丸如雞頭大每服一二丸
以酒少許水五分化開重湯煮二十
沸食後服之治小兒盜汗潮熱往來
【忌】與豬肉同食令人漏精
【解】巴豆毒

草之草

船底苔 無毒 附水中苔 麗生

船底苔

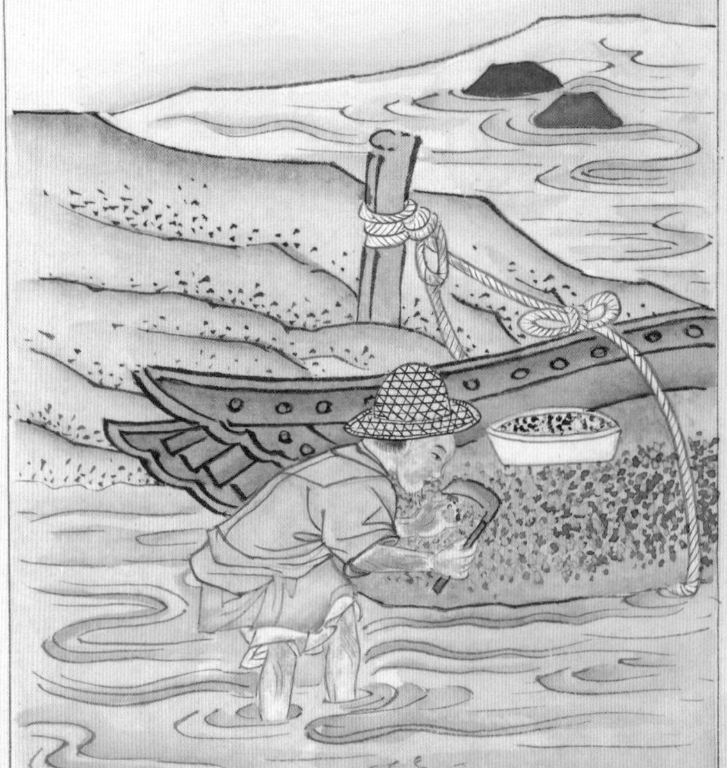

船底苔治鼻洪吐血淋疾以炙甘草并豉汁濃煎湯旋呷又主五淋取一團鴨子大

煑服之○水中細苔主天行病心悶擣絞汁服〔名醫所錄〕

苗 謹按舊船之底浸漬日久得水土之氣積襲而生也

時 生無時 採無時

收 陰乾

用 苔

色 青綠

味 淡

性 冷洩

氣 氣之薄者陽中之陰

主 諸淋

治 療別錄云治乳石發動小便淋澀不通心神悶亂者以船底苔如半雞子大以水一盞煎至五分去滓溫服日三四服○水中苔治小兒赤遊行於體上下至心即死擣末傅之良

草之草

紅荳蔻 無毒 叢生

紅荳蔻

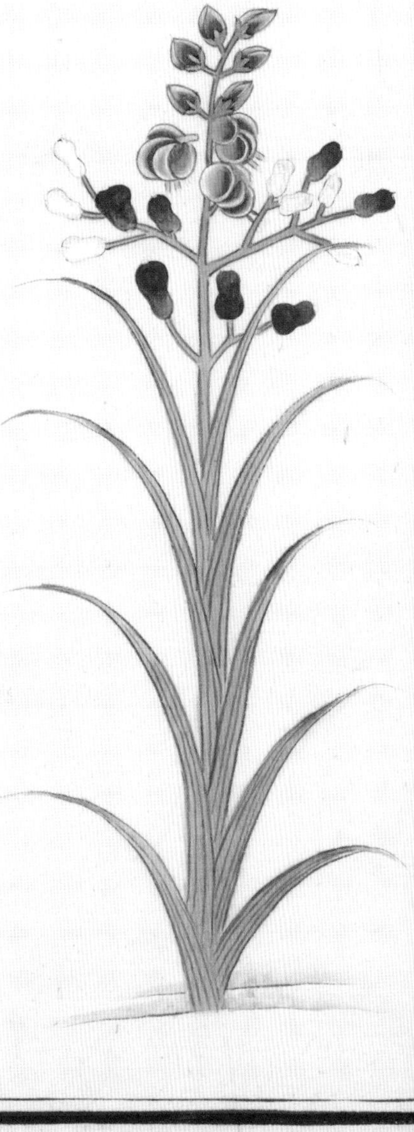

紅荳蔻主腸虛水瀉心腹攪痛霍亂嘔吐酸水解酒毒名醫所錄

苗 圖經曰其苗如蘆高一二尺葉似薑花作穗嫩葉卷而生微帶紅色其結實如豆而紅即高良薑子也

地　圖經曰出南海諸國

時　生春生苗　採秋取實

收　暴乾

用　實

質　類益智而赤小

色　紅

味　辛

性　温散

【氣】氣之厚者陽也

【臭】香

【主】冷氣腹痛

【治】療 藥性論云消瘴霧氣毒去宿食溫腹腸吐瀉痢疾

【禁】多服令人舌麤不思飲食

【解】酒毒

草之草

蒟蒻 無毒 叢生

廣州蒟蘿

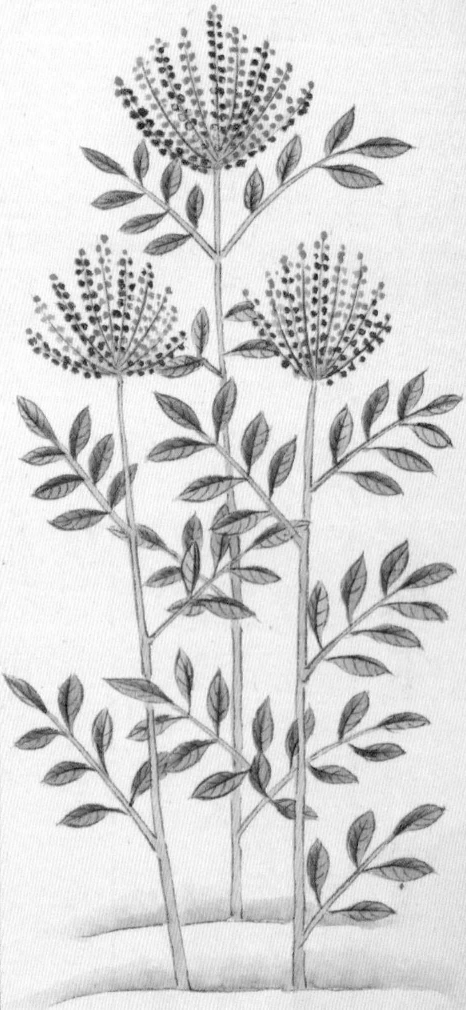

蒟蘿主小兒氣脹霍亂嘔逆腹冷食不下兩肋痞滿名醫所錄

名　慈謀勒

苗　圖經曰三月四月生苗花實大類蛇床而香辛今人多以和五味不聞入

藥用善滋食味多食無損
若與阿魏同合奪其味耳

地 圖經曰出佛誓國今嶺南及近道皆有之

時 生春生苗 採六月七月取實

收 暴乾

用 實

質 類馬芹子而輕

色 青褐

味 辛

【性】温散

【氣】氣之厚者陽也

【臭】香

【主】健脾開胃氣

【製】水洗微炒用

【治】【療】日華子云温腸治腎氣別錄云治膈氣消食温胃

【補】日華子云益水臟壯筋骨

【解】殺魚肉毒

草之草

艾蒳香 無毒

麗生

艾蒳香

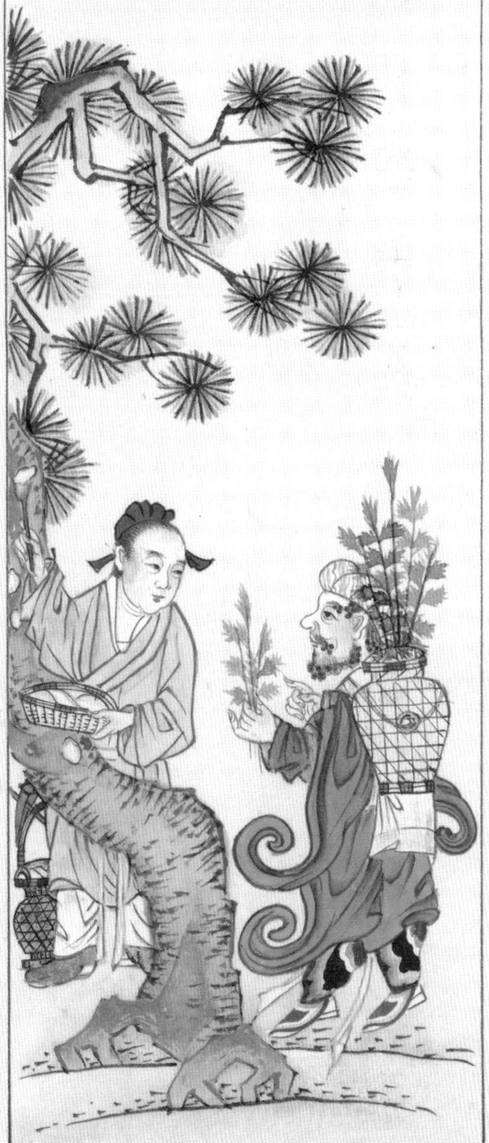

艾蒳香去惡氣殺蟲主腹冷洩痢名醫所錄

地 廣志云出西國及剽國似細艾又有松樹皮綠衣亦名艾蒳可以和合諸

香燒之能聚其煙青白不散而與此不同也

時 生無時 採無時

收 陰乾

用 綠衣

質 類青苔

色 青

味 甘

性 溫

【氣】氣之厚者陽也

【臭】香

【主】辟瘟疫去惡氣

【治】療陳藏器云除癖辟蛀別錄云治傷寒五洩心腹注氣下寸白蟲止腸鳴

【合治】合蜂窠浴脚氣甚良

草之草

甘松香 無毒 叢生

文州甘松香

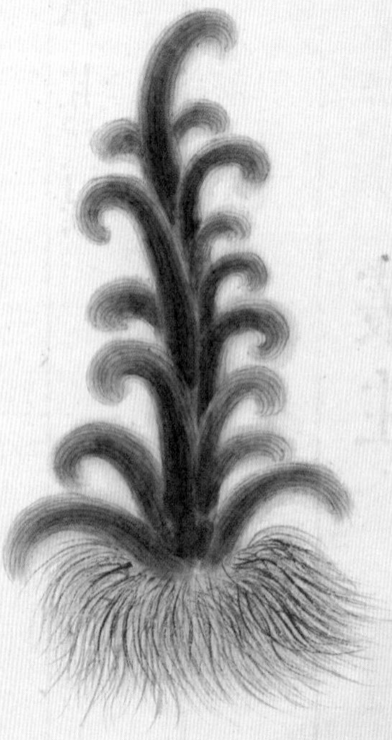

甘松香主惡氣卒心腹痛滿兼用合諸香名醫所錄

【苗】圖經曰叢生葉細如茅草根極繁密作湯浴令人體香

【地】圖經曰出姑臧山野今黔蜀州郡及遼州亦有之別錄云出源州涼州道

【地】文州

【時】【生】春生苗【採】八月取根莖

【收】暴乾

【用】根莖

【質】類茅草紫而繁密

【色】紫黑

【味】甘

【性】温緩

氣 氣之厚者陽也

臭 香

主 消脹下氣

助 得白芷附子良

製 水洗去土

治 療日華子云治腹脹下氣廣誌云去黑皮䵟黷風瘑齒䘌野雞痔

草之草

垣衣 無毒 附 地衣 麗生

垣衣

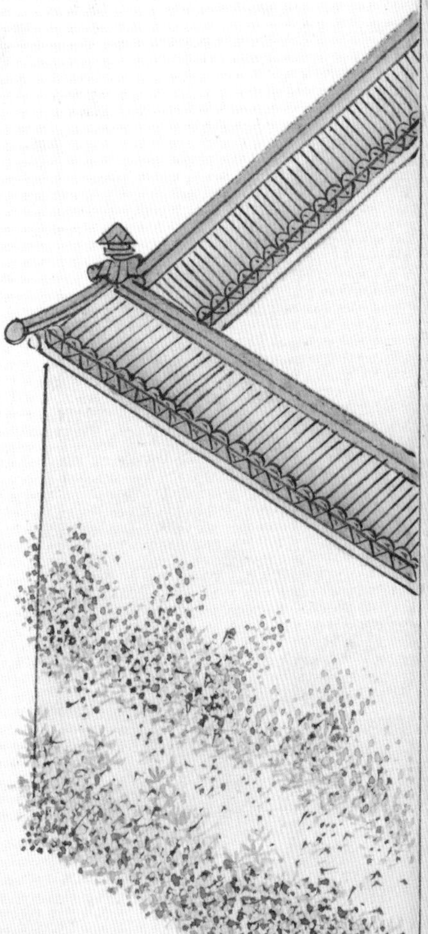

垣衣主黄疸心煩欬逆血氣暴熱在腸胃
金瘡内塞久服補中益氣長肌好顏色名醫
所錄

【名】垣嬴　天韭　鼠韭

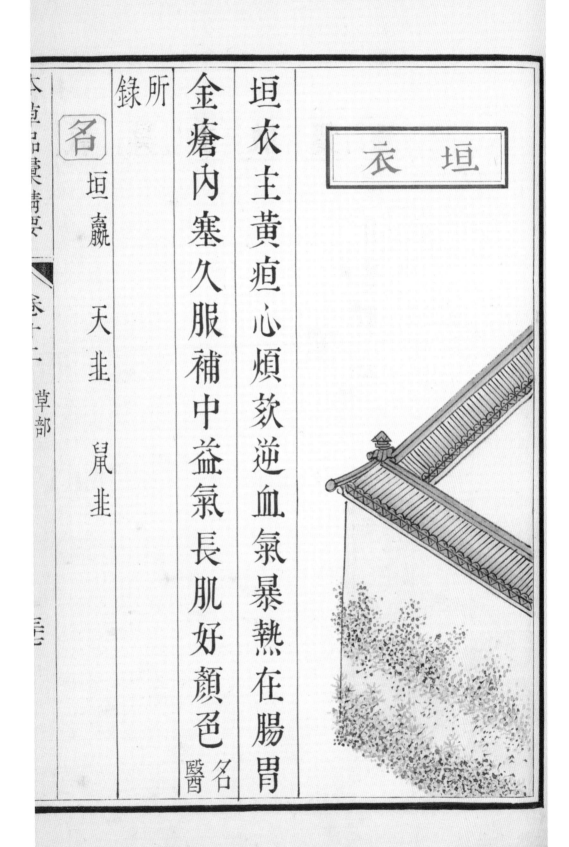

苗 【圖經曰】垣衣生古垣牆背陰處青苔衣是也其石上生者名昔邪屋上生者名屋遊形療畧同已具下品又地衣冷微毒即陰地苔蘚日曬起者也

時 【生】無時 【採】三月三日

收 陰乾

用 苔

質 類土馬騣

色 青綠

味 酸

【性】微寒收

【氣】味厚於氣陰也

【臭】腥

【主】暴風口噤

【製】洗去土

【治】合生油調傅馬反花瘡○地衣合人垢膩爲丸服七粒治卒心痛中惡

草之草

陟釐 無毒　麗生

陟釐

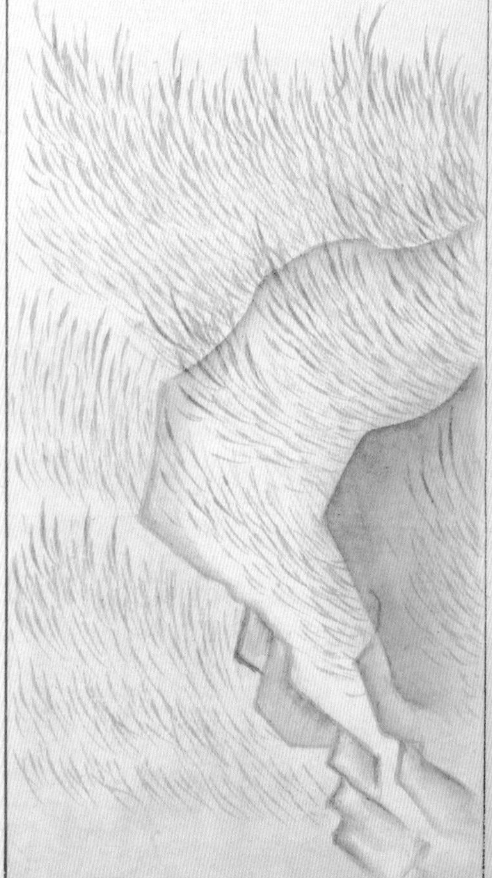

陟釐主心腹大寒温中消穀强胃氣止泄痢名醫所錄

名　石髮

苗　圖經曰陟釐即石髮也生於水中石上如毛而青黃似苔而麤澀古人取

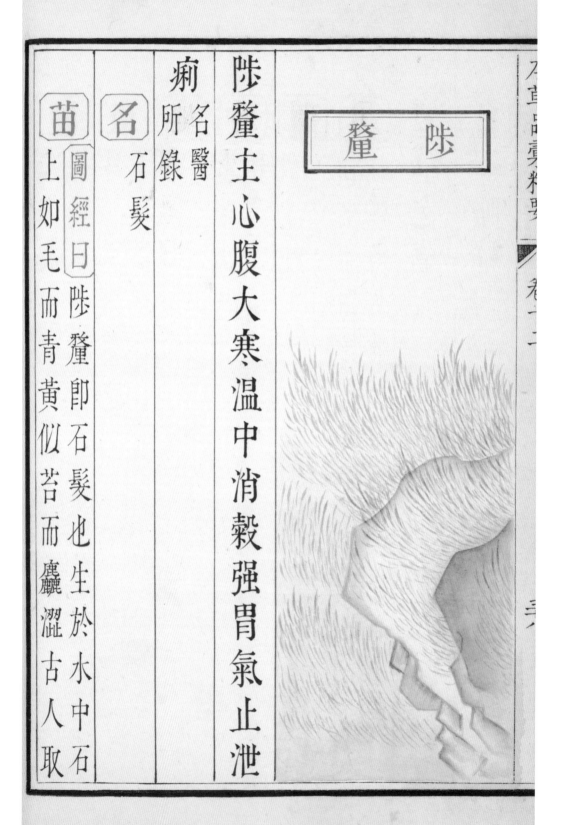

以作紙謂之苔紙作脯謂之苔脯蓋可啗也別錄云生於水石上者名陟釐浮於水中者乃苔爾二物俱產水中然水苔性冷陟釐甘温爲異也

地 圖經曰生江南池澤

時 生春生 採無時

收 陰乾

用 苔水中石上者爲好

質 類水苔而麄澀

色 青黃

【味】甘

【性】大温

【氣】氣之厚者陽也

【臭】腥

【主】益胃厚腸

【治】【療】【圖經曰】治虛冷下痢【衍義曰】止渴疾

【忌】食鹽

草之草

乾苔（無毒） 水生

乾苔主痔殺蟲及霍亂嘔吐不止煑汁服之又心腹煩悶者冷水研如泥飲之即止又發諸瘡疥下一切丹石殺木蠹蟲內木孔中但是海族之流皆下丹石（名醫所錄）

地 生海中

時 **生** 春生 **採** 無時

收 日乾

【用】苦

【色】綠

【味】鹹

【性】寒又云温

【氣】味厚於氣陰也

【臭】腥

【禁】多食令人瘦黃少血色

【解】諸藥毒

草之走

鳧葵 無毒 水生

鳧葵

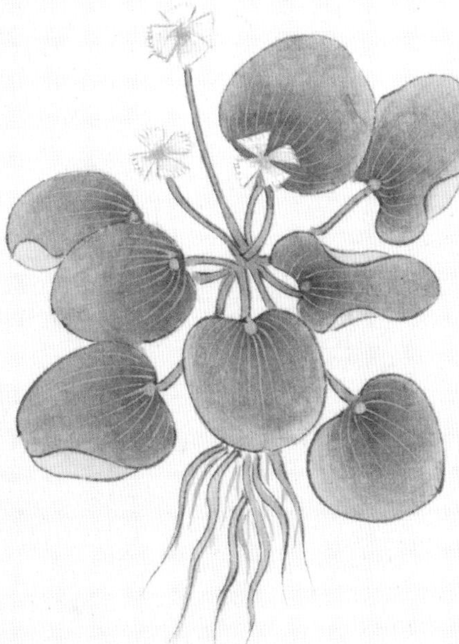

鳧葵主消渴去熱淋利小便 名醫所錄

名 接余 莕 音荇 菜 葉 荇

苗　圖經曰此即荇菜也生水中葉圓似蓴而在莖端花黄色極繁盛其根長短隨水深淺詩所謂參差荇菜是也陸機云莖白葉紫赤色圓徑寸餘浮在水面根在水底大如釵股上青下白江東人食之醫方鮮用

地　圖經曰生水中今處處池澤中皆有之

時　生春生苗　採無時

收　暴乾

用　莖葉

質　類蘋而圓

色 莖白葉紫赤

味 甘

性 冷緩

氣 氣之薄者陽中之陰

臭 腥

主 諸淋

製 水洗剉碎用

治 療 別錄云擣汁服之除寒熱

解蠱毒毒藥

草之草

女菀 無毒

叢生

女菀

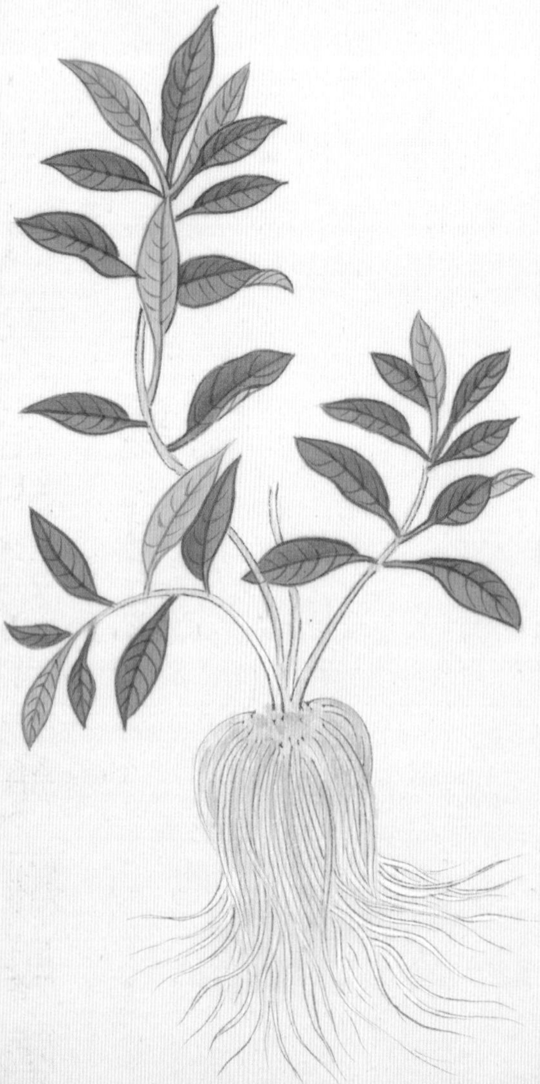

女菀出神農本經主風寒洗洗霍亂洩痢腸鳴

上下無常處驚癇寒熱百疾以上朱字神農本經療

肺傷欬逆出汗久寒在膀胱支滿飲酒夜

食發病以上黑字名醫所錄

【名】白菀　織女菀　茆音柳

【苗】唐本注云此即白菀也苗葉與紫菀

相類但根白爾其療體並同無紫菀

時亦可

通用也

【地】別錄云生漢中川谷或山陽

【時】【生】春生苗
【採】正月二月取根
【收】陰乾
【用】根
【質】類細辛而白
【色】白
【味】辛
【性】温散
【氣】氣之厚者陽也

臭 香

主 咳嗽

反 畏 鹵鹹

草之草

王孫 無毒 植生

王孫

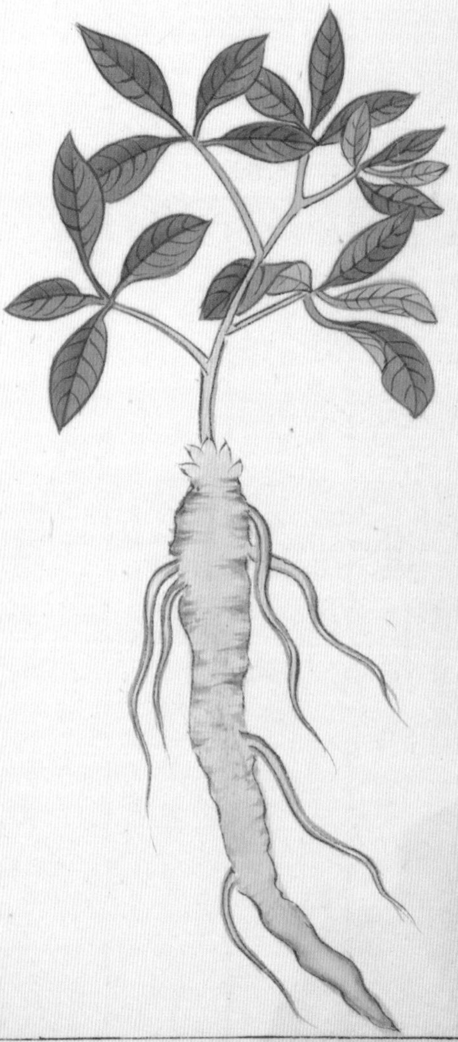

王孫 出神農本經 主五臟邪氣寒濕痹四肢疼酸膝冷痛 以上朱字神農本經 療百病益氣 以上黑字名醫所錄

名 長孫 黃孫 黃昏 白功草 海孫 蔓延 牡蒙

【苗】【蜀本注云】葉似及已而大根長尺餘皮肉亦紫色【唐本注云】小品述本草牡蒙一名王孫藥對有牡蒙無王孫此則一物明矣

【地】【圖經曰】生海西川谷及汝南城郭垣下

【時】【生】春生苗【採】秋取根

【收】暴乾

【用】根

【質】類及已

【色】紫

味 苦

性 平洩

氣 味厚於氣陰也

主 金瘡止痛

治 療唐本注云療金瘡破血生肌止痛赤白痢除腳腫發陰陽也

補 唐本注云益氣補虛

草之草

土馬騣 無毒　麗生

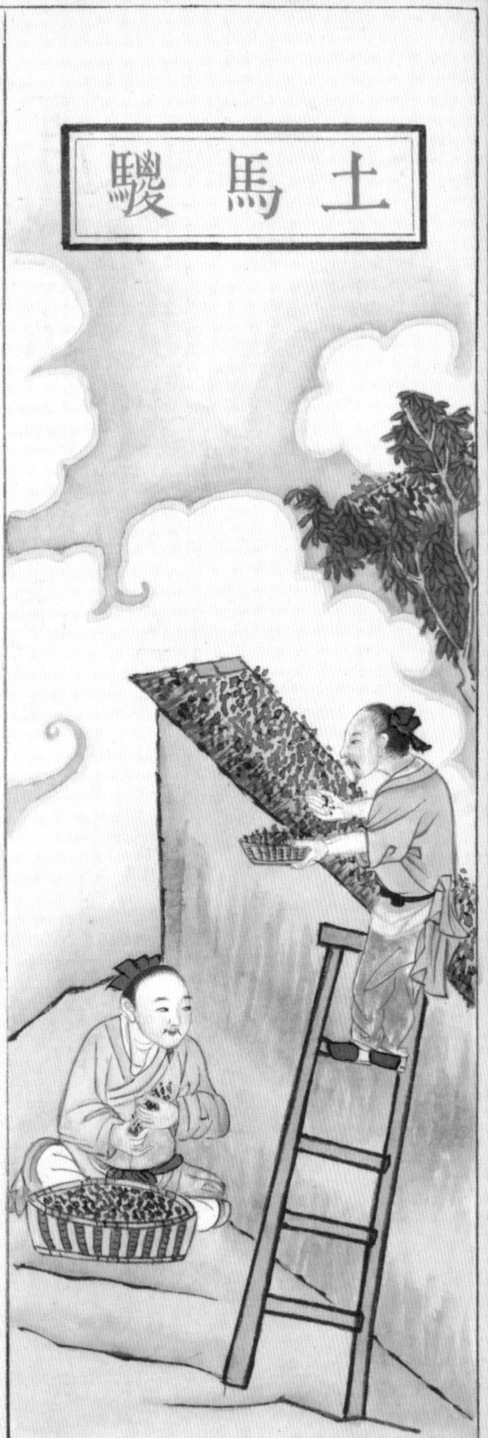

土馬騣治骨熱敗煩熱毒壅衄鼻 名醫所錄

【地】圖經曰生於背陰古牆垣上有之歲多雨則茂盛世人以爲垣衣非也垣衣生垣牆之側此物生垣牆之上比垣衣更長大抵苔之類也以其所附不同故立名與主療亦異在屋則謂之屋遊瓦苔在牆垣則謂之垣衣土

馬騣在地則謂之地衣在井則謂之
井苔在水中石上則謂之陟釐土馬
騣近世常用而諸書
未著故附新定條焉

時 生春生 採無時

收 陰乾

用 苔牆垣上者佳

質 類垣衣而長

色 綠

味 酸

性 寒

氣 氣薄味厚陰也

臭 腥

草之草

蜀羊泉 無毒 植生

蜀羊泉

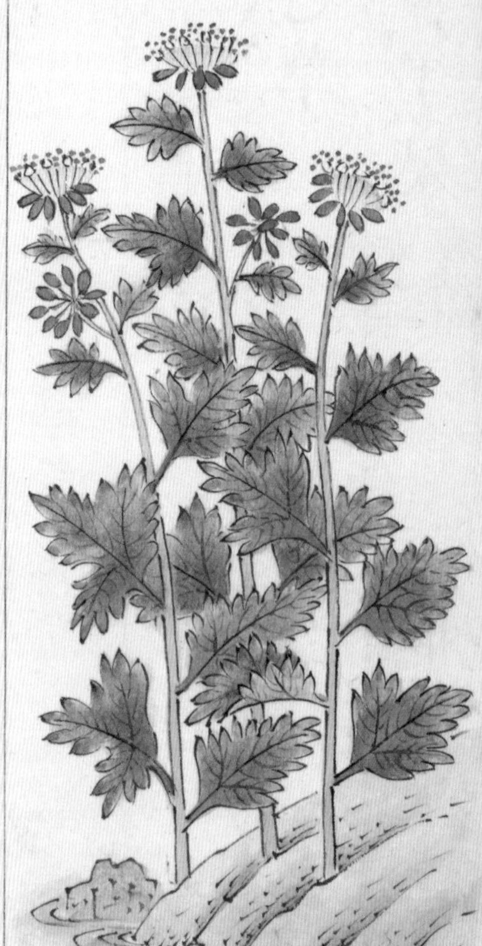

蜀羊泉出神農本經主頭禿惡瘡熱氣疥瘙痂癬蟲療齲齒以上朱字神農本經女子陰中內傷皮間實積以上黑字名醫所錄

【名】羊泉　羊飴　漆姑

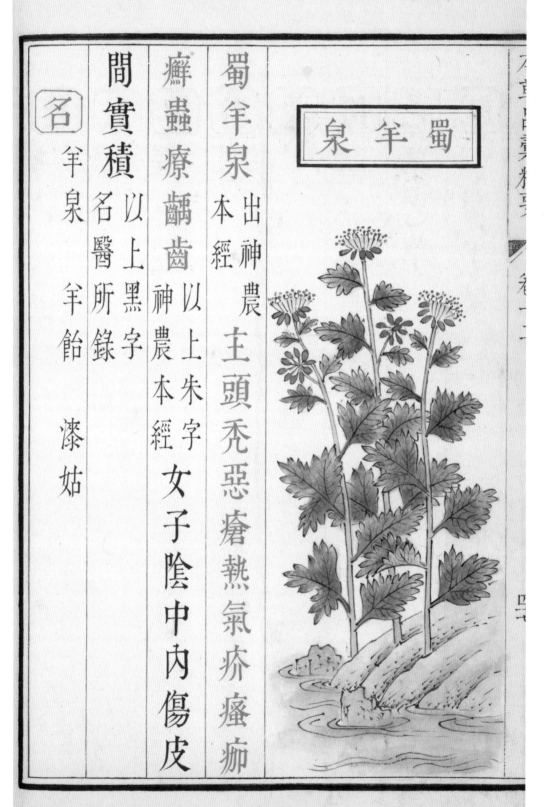

苗 唐本注云葉似菊花紫色子類枸杞子根如遠志無心有糝方藥不復用彼土人時有採識者

地 圖經曰生蜀郡川谷唐本注云處處陰濕地皆有之

時 生無時 採三月四月取苗

收 陰乾

用 苗葉

色 青

味 苦

【性】微寒泄

【氣】味厚於氣陰也

【主】漆瘡

【製】剉碎用

【治】【療】【唐本注云】主小兒驚生毛髮

草之木

莵葵 無毒　植生

莵葵

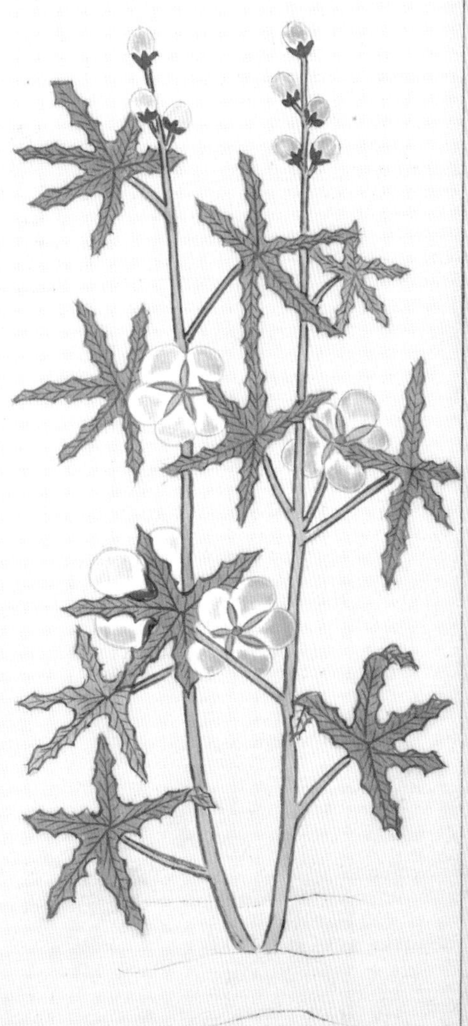

莵葵主下諸石五淋止虎蛇毒名醫所録

名 莃

苗 圖經曰似葵而葉小狀若藜有毛汋食角切煑也而啖之甚滑爾雅所謂莃莵葵是也唐本注云苗如石龍芮葉光澤花白似梅莖紫色衍義曰綠葉如

黃蜀葵花似拒霜甚雅形如至小者初開單葉蜀葵有檀心色如牡丹姚黃蘂則蜀葵也唐劉夢得云

莵葵燕麥領春風者此也

【地】爾雅云所在平澤及田間皆有之

【時】生春生苗　採六月七月取莖葉

【收】暴乾

【用】莖葉

【質】類石龍芮

【色】葉綠莖紫

【味】甘

【性】寒緩

【氣】氣之薄者陽中之陰

【主】淋瀝熱結

【治】【療】別錄云治蛇虎毒諸瘡擣汁飲之及塗瘡能解毒止痛

草之草

蔛草 無毒 植生

蘄草

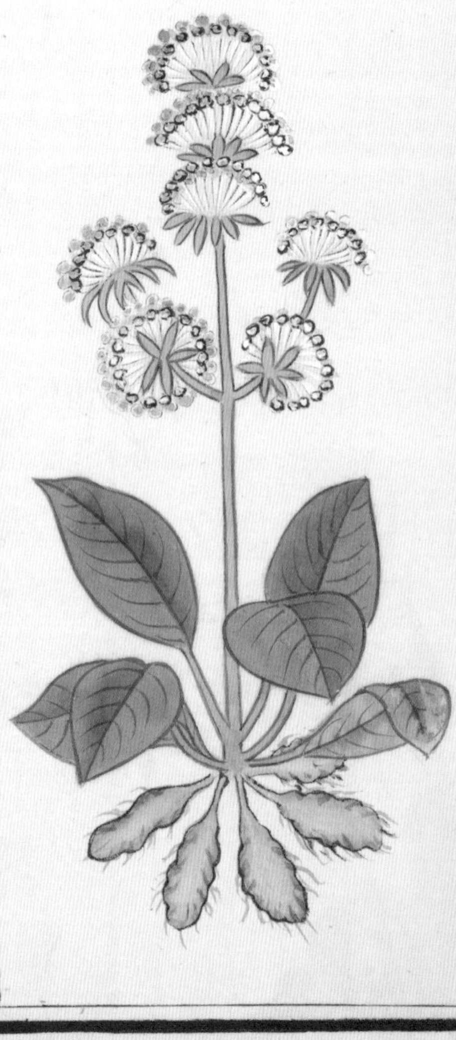

蘄草主暴熱喘息小兒丹腫 名醫所錄

名 蘄榮

苗 唐本注云葉圓似澤瀉而小花青白亦堪啖江南人用蒸魚食之甚美

地 圖經曰生水傍所在有之

時 生 春生苗
采 五月六月取莖葉
收 暴乾
用 莖葉
質 葉類澤瀉而小
色 青
味 甘
性 寒緩
氣 氣之薄者陽中之陰

【主】熱毒

【製】剉碎用

草之草

醴腸 無毒 植生

滁州醴腸

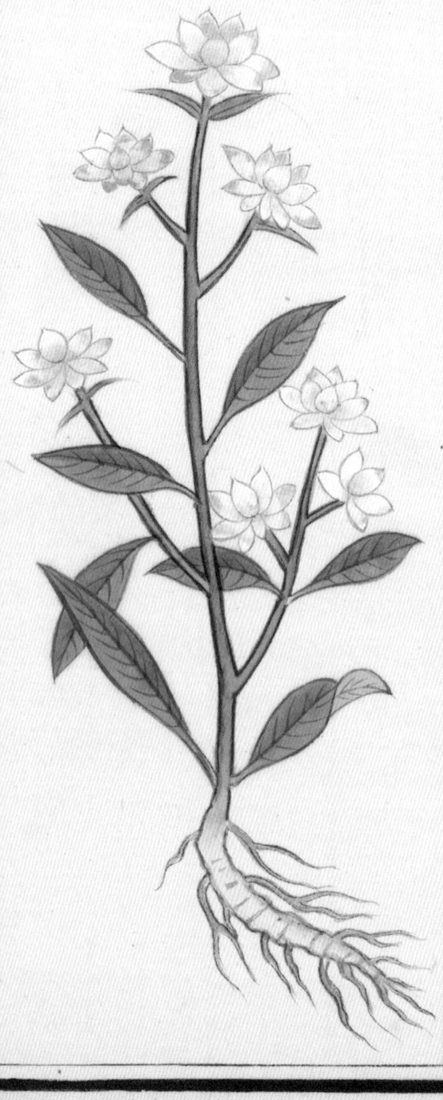

鱧腸

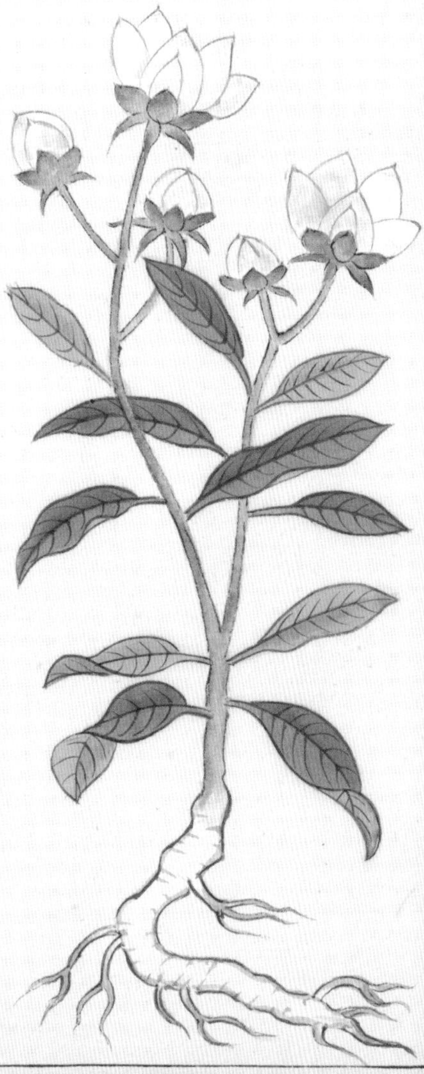

鱧腸主血痢鍼灸瘡發洪血不可止者傅之立已汁塗髮眉生速而繁名醫所錄

名 蓮子草 旱蓮子 金陵草

苗 圖經曰葉似柳而光澤莖似馬齒莧高一二尺花細而白其實若小蓮房

蘇恭云以其苗似旋覆者是也一種苗梗枯瘦頗似蓮花而黃色實亦作房而圓摘其苗皆有汁出須臾即黑故取此以烏髭髮也

【地】圖經曰生下濕地及在坑渠間亦有之南方尤多道地滁州

【時】生春生苗　採三月八月取莖葉

【收】陰乾

【用】莖葉

【質】類旋覆

【色】青

味 甘酸

性 平緩

氣 氣之薄者陽中之陰

臭 朽

主 烏髭髮排膿止血

製 孫眞人云揀擇無泥土者不宜水洗剉碎用

治 療日華子云通小腸長鬚髮傅一切瘡并蠶瘑 蕭炳云作膏點鼻中添腦

草之草

爵牀 無毒

叢生

爵牀

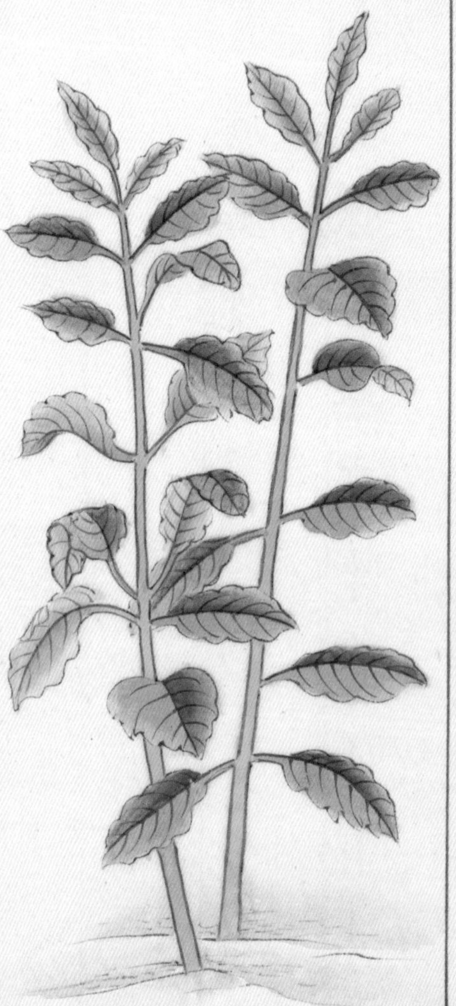

爵牀主腰脊痛不得着牀俛仰艱難除熱可作浴湯神農本經

名 香蘇　赤眼

苗 唐本注云此草似香菜葉長而大或如荏且細

地 圖經曰生漢中川谷及平澤熟田道傍有之

時 生春生苗 採無時

收 陰乾

用 莖葉

質 類香菜

色 青

味 鹹

性 寒輭

氣 味厚於氣陰也

臭 朽

主 血脹下氣

製 剉碎用

治 療唐本注云汁塗杖瘡立差

草之草

井中苔萍 無毒 附藍 麗生

井中苔萍

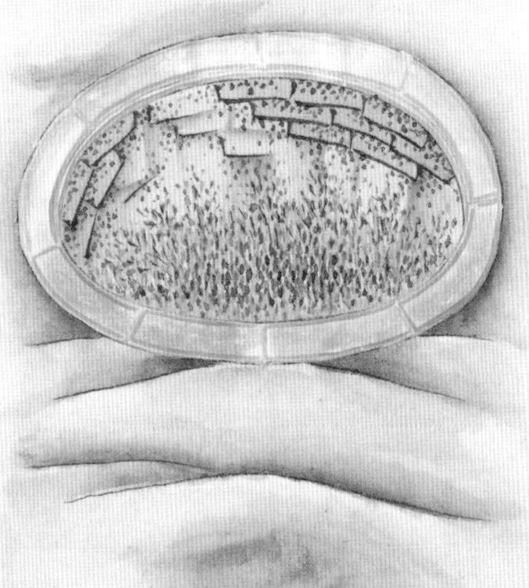

井中苔及萍主漆瘡熱瘡水腫井中藍殺野葛巴豆諸毒 名醫所錄

苗〔陶隱居云〕廢井中多生苔萍及塼土間生雜草菜藍在井中者彌佳

時〔生〕春生〔採〕不拘時取

收 陰乾

用 苔

色 緑

味 苦

性 大寒洩

氣 味厚於氣陰也

草之草

茅香花無毒附白茅香花叢生

淄州茅香

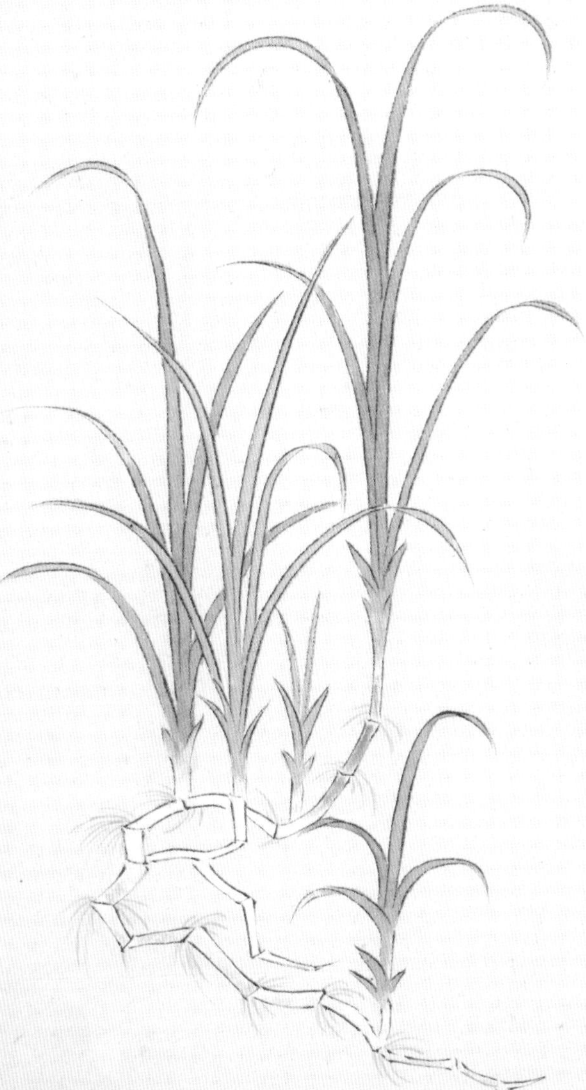

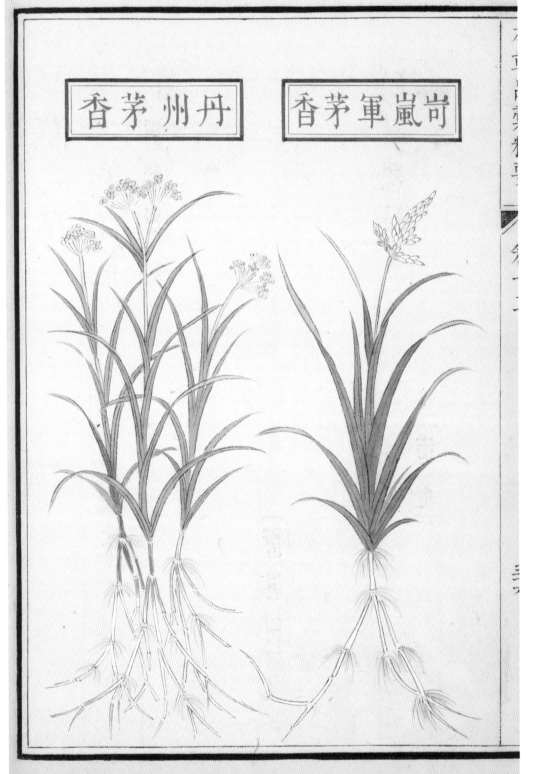

岢嵐軍茅香

丹州茅香

茅香花主中惡溫胃止嘔吐療心腹冷痛

苗葉可煑作浴湯辟邪氣令人身香名醫所錄

【苗】【圖經曰】苗似大麥五月開白花亦有黄花者或有結實者亦有無實者其莖葉黑褐色而花白者名曰茅香郎非白茅香也又有一種白茅香味甘平無毒生安南如茅根【衍義曰】茅香花白根如茅但明潔而長皆可作湯浴也

【地】【圖經曰】生劒南道諸州今陝西河東京東州郡亦有之【道地】丹州嵩嵐軍淄州

時　生　三月生苗
　　採　正二月取根五月取花八月取莖

收　暴乾

用　花及根

質　花似蘆花而輕輭根如茅根而潔白

色　白

味　苦

性　溫洩

氣　氣厚於味陽中之陰

【臭】香

【主】辟惡止血

【治】〔療〕〔日華子云〕白茅香花塞鼻洪傳久不合灸瘡署刀箭瘡止血并痛煎服止吐血鼻衄〔陳藏器云〕白茅香主惡氣令人身香美煮服止腹內冷痛〔別錄云〕白茅根煮汁飲之治熱淋疾良

【合治】白茅根燒末合脂膏塗諸竹木刺在肉中不出亦治因風致腫

草之草

馬蘭 無毒 附山蘭 植生

馬蘭

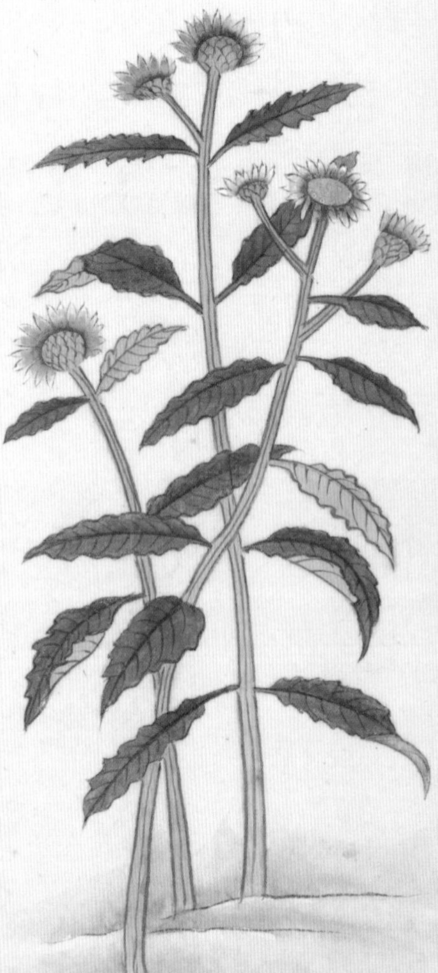

馬蘭主破宿血養新血合金瘡斷血痢蠱毒解酒疸止鼻衄吐血及諸菌毒生擣傅蛇咬人山蘭亦大破血名醫所錄

名　紫菊

苗 圖經曰如澤蘭氣臭楚詞以惡草喻惡人北人見其花呼爲紫菊以其花似菊而紫也又山蘭生山側似劉寄奴葉無椏不對生花心微黃赤亦大破血里人多用之

地 圖經曰生水澤傍

時 生春生苗 採夏秋取

收 陰乾

用 莖葉

質 類澤蘭

色 花紫葉綠

味 辛

性 平散

氣 氣之薄者陽中之陰

臭 臭

主 調血解毒

草之走

使君子 無毒

蔓生

眉州使君子

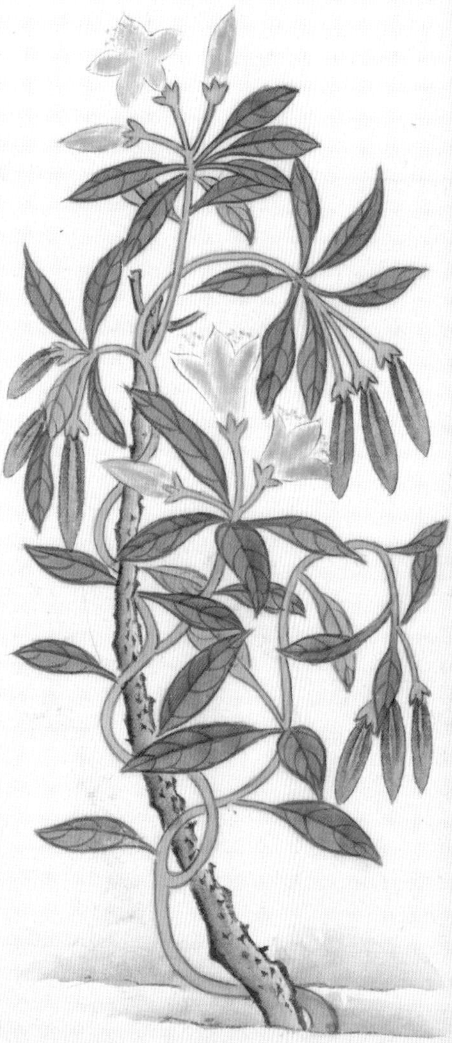

使君子主小兒五疳小便白濁殺蟲療瀉痢名醫所錄

苗圖經曰莖作藤如手指其葉青如兩指頭長二寸三月生花淡紅色久乃深紅有五瓣七八月結子如拇指長寸許大類梔子亦似訶梨勒而輕有

五稜其殼紫黑色內有仁白色俗傳
始因潘州郭使君療小兒多是獨用
此物後來醫家因
號爲使君子也

地 圖經曰生交廣等州今嶺南州郡山
野中及水岸皆有之 道地 眉州

時 生 春生苗
採 七八月取實

收 暴乾

用 仁

質 類訶梨勒而輕

色 紫黑

【味】甘

【性】温緩

【氣】氣之厚者陽也

【臭】香

【主】消痈殺蟲

草之草

百脉根無毒 植生

百脈根

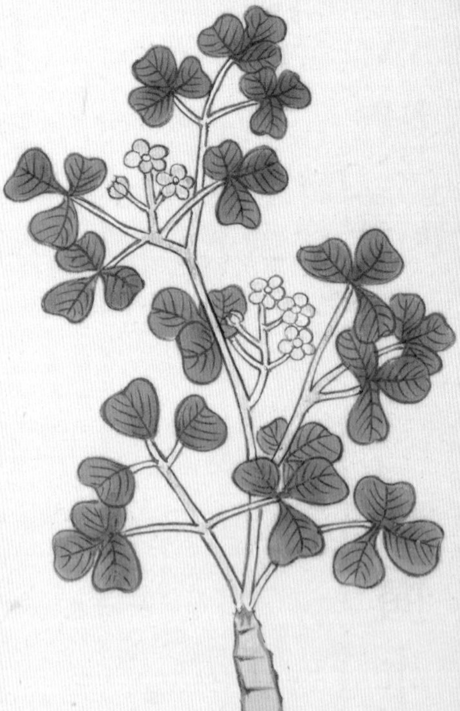

百脈根主下氣止渴去熱除虛勞補不足

名醫所錄

苗 唐本注云葉似苜蓿花黃根如遠志

地 圖經曰出肅州巴西

時 生 春生苗
採 二月八月取根

收 日乾

用 根

質 類遠志

色 黃

味 甘苦

性 微寒

氣 氣之薄者陽中之陰

臭 朽

主 降氣除熱

製 酒浸或水煑用

草之草

白荳蔻 無毒　植生

廣州白豆蔻

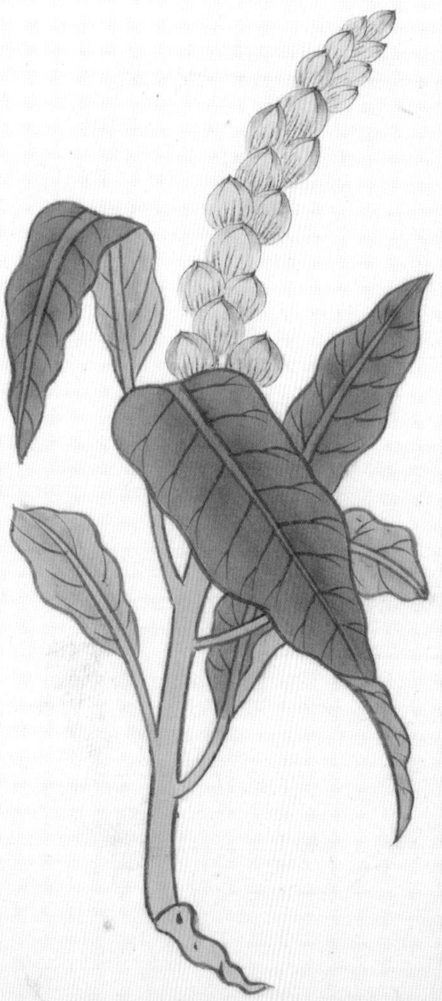

白豆蔻主積冷氣止吐逆反胃消穀下氣

名醫所錄

【名】多骨

【苗】圖經曰形如芭蕉葉似杜若長八九尺而光滑冬夏不凋花淺黃色子作

朶如葡萄其子初
出微青熟則變白

地 圖經曰出伽古羅國今廣州宜州亦
有之不及蕃船者佳

時 生春生苗
採七月取實

收 暴乾

用 實

質 類縮砂蜜碧而辛香

色 皮白仁碧

味 辛

【性】大溫散

【氣】氣厚味薄陽也

【臭】香

【主】諸氣胃冷

【行】手太陰經

【製】去殼

【治】療東垣云破肺中滯氣退目中雲氣散胸中冷氣補上焦元氣

【合】合好酒調末服療胃氣冷喫食即欲吐

草之草

地笋 無毒 叢生

地笋

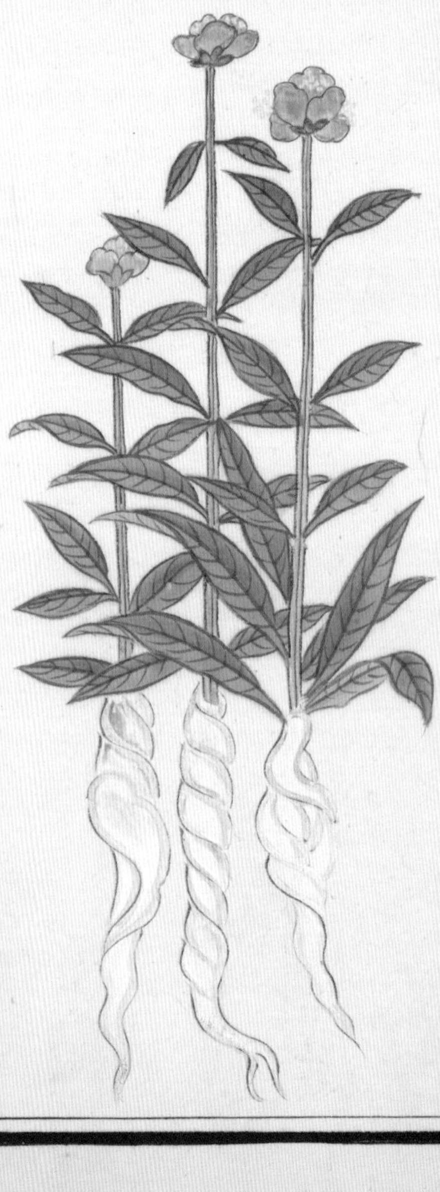

地笋利九竅通血脈排膿治血止鼻洪吐血產後心腹痛一切血病肥白人產婦可

作蔬菜食甚佳名醫所錄

苗 圖經曰地笋乃澤蘭根也苗高二三尺莖榦青紫色作四稜葉生相對如薄荷葉而有毛七月開花紫白色其根紫黑如栗根南人採其嫩而有節者淹作葅亦美

地 圖經曰生汝南諸大澤傍及下濕地今荊隨壽蜀州河中府皆有之 道地 徐州 梧州

時 生 二月生苗 採 八月取根

收 暴乾

【用】根

【質】類栗根

【色】紫黑

【味】甘

【性】溫

【氣】氣厚於味陽中之陰

草之草

海帶 無毒 麗生

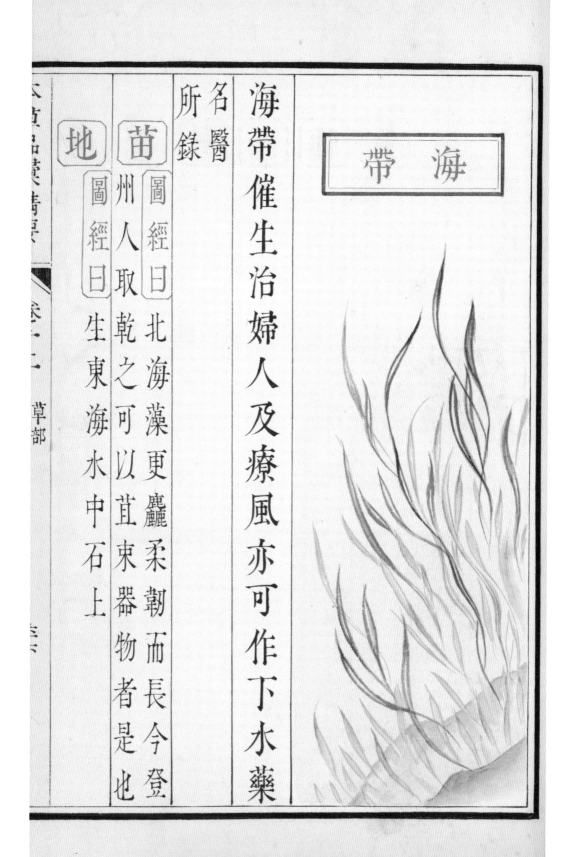

海帶

海帶催生治婦人及療風亦可作下水藥

名醫所錄

苗 圖經曰北海藻更麤柔韌而長今登州人取乾之可以苴束器物者是也

地 圖經曰生東海水中石上

【時】〔生〕無時 〔採〕無時

【收】暴乾

【質】類海藻麤而長

【色】黑

【味】苦鹹

【性】寒洩

【氣】氣薄味厚陰也

草之草

陀得花

陀得花主一切風血浸酒服名醫所錄

名 三勒漿

苗 圖經曰胡人採此花以釀酒呼爲三勒漿

地 圖經曰生西國

用 花

味 甘

性 温緩

氣

氣之厚者陽也

草之草

翦草 無毒

植生

潤州翦草

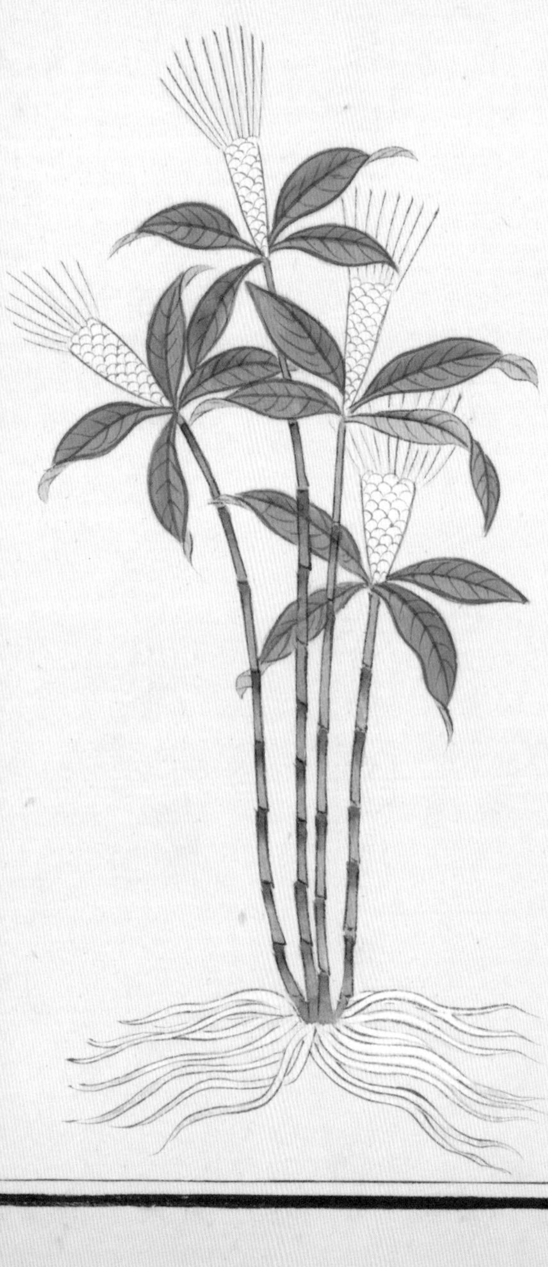

翦草治惡瘡疥癬風瘙 名醫所錄

名 根白藥

苗 陳藏器云葉如茗而細黑色生山澤間今瘡家多用之

地 圖經曰生潤州台州 道地 婺州

時 生 春生苗 採 二月三月取

收 暴乾

用 莖葉

質 類茜草亦如細辛

【色】黑

【味】苦

【性】平凉洩

【氣】氣之薄者陽中之陰

【臭】香

【主】蟲瘡疥癬

【製】九蒸九暴

【治】【療】【圖經曰】諸瘡疥痂瘻蝕及牛馬諸瘡並治之

【合治】以一斤淨洗爲末合生蜜二斤和爲膏用甆器盛之九蒸九暴令病人五更起面東用匙抄藥如粥服之每服四兩以稀粟米飲壓之粥飲不可太熱或吐或下皆不妨療久病肺損咯血一服愈尋常咳嗽血妄行每服一匙可也

【忌】犯鐵器

一十種陳藏器餘

迷迭香味辛溫無毒主惡氣令人衣香燒之去鬼魏畧云出大秦國廣志云出西海

海藥云味平不治疾燒之祛鬼氣合羗活爲丸散夜燒之辟蚊蚋此外別無用矣

故魚網主鯁以網覆鯁者頸差如煑汁飲之骨當下矣

故繳脚布無毒主天行勞復馬騣風黑汗洗汁飲帶垢者佳

江中採出蘆蘆令夫婦和同用之有法此江中出波蘆也

虱建草味苦無毒去蟣虱挼取汁沐頭盡
死人有誤吞虱成病者搗絞汁服一小合
亦主諸蟲瘡生山足濕地莖葉似山丹微
赤高一二尺又有水竹葉如竹葉而短小
生水中亦云去虱人取水竹葉生食
含生草主婦人難產口中含之立差亦咽
其汁葉如卷栢而大生鞅羯國其葉煑之
不熱無毒

兎肝草味甘平無毒主金瘡止血生肉解丹石發熱初生細軟似兎肝一名雞肝與蘩蔞同名

石芒味甘平無毒主人畜爲虎狼等傷恐毒入肉者取莖雜葛根濃煑服之亦取汁生高山如芒節短江西人呼爲折草六月七月生穗如荻也

蠶繭草味辛平無毒主蠶及諸蟲如蠶類

咬人恐毒入腹煑汁服之生搗傅瘡生濕
地如蓼大莖赤花白東土亦有之
間荊味苦平無毒主結氣瘤痛上氣氣急
煑服之生伊洛間洲渚苗似木賊節節相
接亦名接續草

本草品彙精要卷之十二